Knaur

Anita Heßmann-Kosaris

Die 50 besten Immun-Turbos

- Welche Lebensmittel schützen am besten?
- Abwehrkräfte stärken – gesund durchs Jahr

GESUNDE ERNÄHRUNG

KAPITEL 1

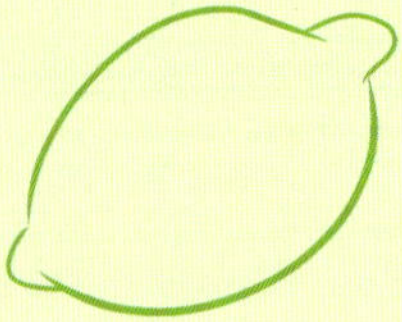

KAPITEL 2

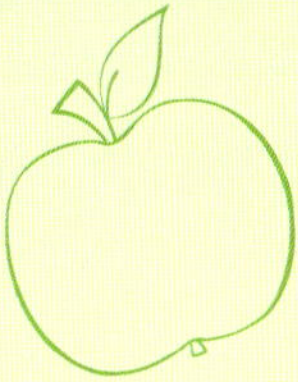

Vital und gesund durch ein starkes Immunsystem

Um unsere körpereigenen Abwehrkräfte gut in Schuss zu halten, damit sie uns vor möglichen Krankheitserregern schützen, sollten wir ihnen täglich die besten »Wertstoffe« aus unserer Nahrung zuführen.

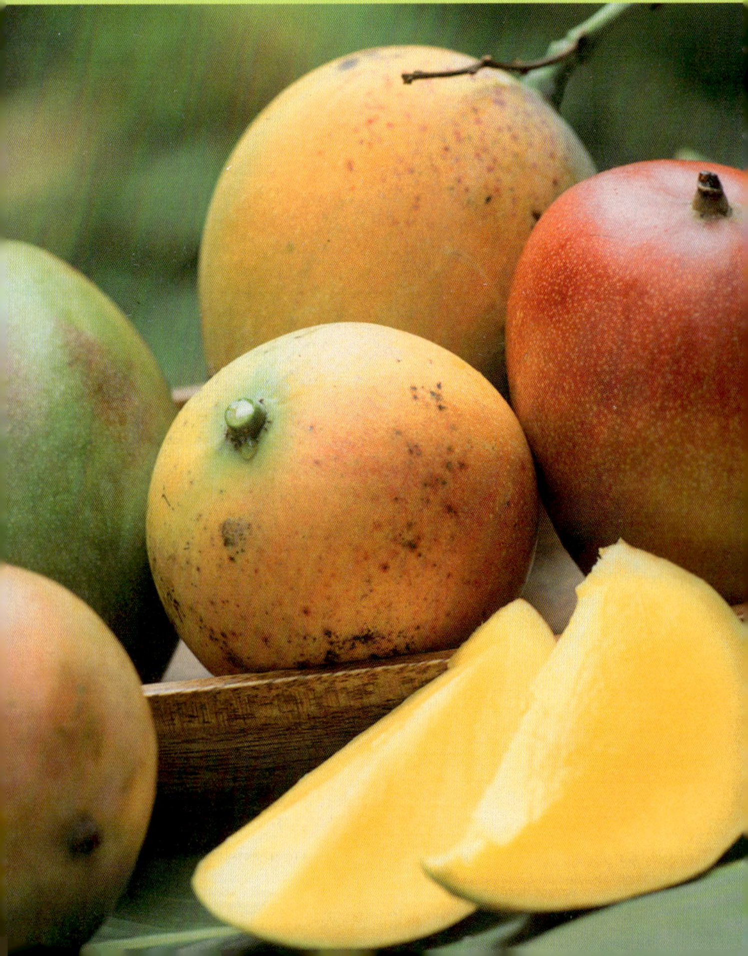

Der beste Schutz vor Krankheiten

Wundern Sie sich auch manchmal, warum manche Menschen ständig husten, niesen und sich schnäuzen, während andere offenbar nichts umwerfen kann? Woran das liegen mag, dass die einen dem Ansturm von **Krankheitserregern** besser standhalten können als die anderen? Ganz einfach: Sie besitzen **starke Abwehrkräfte,** die den Angreifern Paroli bieten.

Für unsere Immunabwehr sorgt eine Armee besonderer Zellen, die zur perfekt organisierten Schutztruppe unseres Immunsystems gehören. Diesem ausgeklügelten System verdanken wir, dass wir die **vielfältigen Angriffe** aus dem Mikroreich der Viren, Bakterien, Pilze oder Parasiten ebenso wie von schädigenden Substanzen oder Strahlen unbeschadet überstehen.

Wunderwerk Immunsystem

Ein starkes Immunsystem schützt uns nicht nur vor Infektionen, sondern auch vor Allergien, Krebs, Arteriosklerose oder chronischen Entzündungen. Zudem ist es an der Erneuerung des Gewebes beteiligt und verzögert so den Alterungsprozess.

Dauereinsatz gegen Krankheitskeime

Unsere körpereigenen Abwehrkräfte sind rund um die Uhr in Bereitschaft, um unseren Organismus vor schädlichen Angriffen zu schützen. In manchen Organen sammeln sich besonders viele **Immunzellen**, um gefährliche Eindringlinge abzuwehren, vor allen an den Eintrittspforten in den Körper. Allein durch Mund und

Nase atmen wir täglich Tausende von Erregern ein. Sie tummeln sich aber nicht nur in der **Atemluft**, sondern auch in den **Nahrungsmitteln**, auf unserer **Haut** und in unserem **Körper**.

Obwohl in unserem Inneren ein ständiger Kampf gegen **Krankheitskeime** stattfindet, bekommen wir davon so gut wie nichts mit. Das verdanken wir dem komplizierten biologischen Netzwerk, das über den ganzen Körper verteilt ist. Dazu gehören die Organe **Thymus** und **Milz** sowie Gewebe wie **Knochenmark, Lymphknoten, Mandeln** und das **lymphatische Gewebe des Darms**. Das Immunsystem ist also kein einzelnes, zu lokalisierendes Organ wie etwa das Herz oder die Harnblase.

Die Abwehrzellen: Tolerante Gesundheitswächter

Oberste Aufgabe des Immunsystems ist es, Gefahren für den Körper abzuwehren. Es geht also nicht allein darum, **Körperfremdes zu bekämpfen** und **Körpereigenes zu schützen**. Die Gesundheitswächter tolerieren durchaus auch Fremdlinge – sofern sie nützlich sind, wie das etwa bei den »freundlichen« Darmbakterien der Fall ist.

Das Immunsystem attackiert auch nicht das ungeborene Kind im weiblichen Organismus, obwohl es fremde Merkmale aus dem Erbgut des Vaters trägt.

Alles, was dem Körper jedoch massiv schaden kann, wird von den Abwehrkräften zur Strecke gebracht. Das sind neben **Krankheitskeimen, Staub** und **Giften** auch **Zellen des eigenen Körpers**, die aus der Art geschlagen sind und ihn angreifen. Die wichtige Information »Gefahr im Verzug« erhält das Immunsystem übrigens aus dem **Nervensystem**, das die gleichen **Botenstoffe** und **Rezeptoren** nutzt.

Gefahr erkannt, Gefahr gebannt!

Die körpereigene Abwehr arbeitet wie eine Verteidigungsarmee, die zwei perfekt aufeinander abgestimmte Spezialeinheiten einsetzt. Sie tritt überall dort in Aktion, wo Gefahr in Verzug ist.

Versuchen beispielsweise krank machende Bakterien, die intakte Hautbarriere mit ihrer sauren Oberfläche zu durchbrechen, treffen sie auf ein für sie unangenehmes Enzym namens **Lysozym**. Es sitzt in den Schleimhäuten unseres Körpers und löst dort die Mikroorganismen kurzerhand auf.

Ist es dennoch einigen Keimen gelungen, den Schutzwall zu durchbrechen, greift die »schnelle Einsatztruppe« ein: Weiße Blutzellen, sogenannte **Fresszellen** (Phagozyten), gehen sofort zum Angriff über. Sie stürzen sich auf die Eindringlinge, um sie zu verschlingen, zu verdauen – oder so aufzubereiten, dass ihre typischen Merkmale gezielt zerstört werden können.

Das kann Ihre Abwehr schwächen:

- Stress, Überbelastung
- Erschöpfung
- Bewegungsmangel
- Konditionsschwäche
- übermäßiger Alkoholkonsum
- Übergewicht
- Medikamente
- Krankheit, Operation
- Umweltgifte (Tabakrauch, Autoabgase)
- Strahlenbelastung (intensive Sonnenbäder)

Unsere Abwehrkräfte sind lernfähig

Die zweite Schutztruppe besteht aus Such- und Abwehrkräften, die aus den vorangegangenen Angriffen gelernt haben, gegen wen sie vorgehen sollen. Diese weißen Blutkörperchen haben die Fähigkeit, Gedächtniszellen zu bilden und sich die Art der Gegner zu merken. **T-Lymphozyten** greifen beispielsweise erst dann in das Kampfgeschehen ein, wenn ihnen der Steckbrief der Widersacher bekannt ist. In der Thymusdrüse haben sie gelernt, körpereigene Zellen zu dulden, fremde Zellen als Feinde zu erkennen.

T-Helferzellen sind als Melder, Verstärker und Übermittler im Einsatz. Sie geben ihre Informationen mit chemischen Signalen weiter, unter anderem an **B-Lymphozyten** (B-Zellen), die dadurch in der Lage sind, maßgeschneiderte Waffen (= Antikörper) gegen die Eindringlinge (= Antigene) zu produzieren.

Antikörper sind chemische Stoffe, die genau auf die typischen Strukturen (die Antigene) der jeweiligen Krankheitskeime passen – wie ein Schlüssel zum Schloss.

Kommt der Mensch später erneut mit dem gleichen Krankheitserreger in Kontakt, sorgen die **Gedächtniszellen** für eine wesentlich effektivere **Immunreaktion**. Die Infektion wird bekämpft, noch bevor sie Krankheitssymptome auslösen kann. Die Gedächtniszellen sind auf Jahre hinaus programmiert. Sie setzen ständig geringe Mengen von **Antikörpern** frei, auch wenn die Krankheit längst abgeklungen ist. Unser Körper ist damit immun gegen eine erneute Infektion durch diesen Erreger. Je besser also die Abwehrmaschinerie funktioniert, desto geringer ist die Anfälligkeit für Krankheiten.

Wenn das Immunsystem überlastet ist

Negativer Stress, Schlafmangel, unausgewogene Ernährung oder schädliche Umwelteinflüsse zehren an den natürlichen **Widerstandskräften**, was sich manchmal recht heftig bemerkbar machen kann.

Zeichen eines gestörten Immunsystems können sein:

- Kopfschmerzen
- innere Unruhe
- unerklärliche Müdigkeit
- verminderte Leistungsfähigkeit
- Lippenbläschen (Herpes)
- Hautausschläge, Schuppenflechte (Psoriasis)
- Allergien
- Blähbauch, Stuhlunregelmäßigkeiten
- Heißhunger (meist nach süßen Speisen)
- schlecht heilende Wunden
- Muskel- und Gelenkbeschwerden

Ein überlastetes Immunsystem kann nicht mehr optimal funktionieren. So kommt es, dass es Antikörper gegen an sich **harmlose Substanzen** wie Blütenpollen, Nahrungsmittelbestandteile oder Medikamente bildet, weil es sie fälschlicherweise für bedrohliche Antigene hält. Es kommt zu einer **Antigen-Antikörper-Reaktion**. Die Überträgerstoffe, die die Zellen dabei freisetzen – zum Beispiel **Histamin** und **Serotonin** – verursachen allergische Symptome: Niesen, juckende Schwellungen, Atemnot, entzündete Augen, Erbrechen und Durchfall bis hin zu einem anaphylaktischen Schock, einer lebensbedrohlichen **allergischen Reaktion**. Es kann auch passieren, dass die überlasteten Sicherheitskräfte sich selbst nicht mehr erkennen. Dann produzieren sie Antikörper, die das eigene Gewebe angreifen. Folgen sind **Entzündungen** und **Autoimmunerkrankungen** wie beispielsweise Rheuma, Schmetterlingsflechte, chronisches Müdigkeitssyndrom oder Multiple Sklerose.

Füttern Sie Ihr Immunsystem!

Die Angreifer auf unser Immunsystem sind gewieft und vielfältig. Sie haben allerdings einen schweren Stand, solange Sie das Milliardenheer der Schutztruppen – **Fresszellen, Killerzellen, Helferzellen** und **Gedächtniszellen** – mit allen Biostoffen ausstatten, die es braucht, um sich zu regenerieren.
Die Versorgung lässt sich ganz einfach bewerkstelligen. Denn aus der Nahrung, die wir täglich essen, bezieht das Immunsystem diese **wertvollen »Rohstoffe«**. Zu den wichtigsten zählen die Vitamine A, B, C und E, die Mineralien Eisen, Selen und Zink sowie bioaktive Stoffe (Ballaststoffe und sekundäre Pflanzenstoffe wie Karotinoide, Glukosinolate oder Flavonoide). Auch Eiweiß aus magerem Fleisch, Fisch und Hülsenfrüchten sowie Omega-3- und Omega-6-Fettsäuren sind nützliche Aufbauhelfer für ein **stabiles Immunsystem.**

Vitamine setzen so einiges in Gang

Die Vitamine A, C und E stärken die körpereigene Abwehrkraft als sogenannte **Antioxidantien**. Sie fangen schädliche Zwischenprodukte des Sauerstoffwechsels (freie Radikale) ab, die sich in unserem Organismus bilden können.

Wenn beispielsweise **große Fresszellen** (Makrophagen) im Zuge des Abwehrkampfes in Aktion treten, bringt das naturgemäß eine gesteigerte Freisetzung von freien Radikalen mit sich. Diese hochreaktiven Teilchen setzen einen **schädlichen Oxidationsprozess** in Gang, sie stören die Zellreproduktion des Körpers, greifen unter anderem die Erbsubstanz an und schädigen Blutgefäße. Die Folge: Der Körper wird anfälliger für Krankheiten wie Arteriosklerose, Herzinfarkt, Schlaganfall, Krebs, chronische Entzündungen, rheumatische und neurologische Erkrankungen.

Nützliche Helfer: Die Vitamine A, C und E

Das Immunsystem versucht, die freien Radikale zu beseitigen. Unterstützt wird es dabei von den antioxidativen Substanzen aus unserer Nahrung, den Vitaminen A, C und E. Sie setzen die freien Radikale außer Gefecht, bevor sie Schaden anrichten können.

Vitamin A aktiviert die Fresszellen und unterstützt die Thymusdrüse. Auch unsere natürliche Barriere gegen Mikroorganismen und andere Fremdstoffe, die Haut- und Schleimhautzellen in Nase, Mund und Darm, brauchen Vitamin A. Es kommt nur in tierischen Produkten vor. Unser Körper wandelt bei Bedarf jedoch auch in Pflanzen vorkommende Karotine (gelbe, fettlösliche Pflanzenfarbstoffe) in Vitamin A um.

B-Vitamine fördern die Aktivität der Abwehrzellen. **B_5** (Pantothensäure) beispielsweise wirkt an der Produktion von Antikörpern mit, **B_6** (Pyridoxin) ist an der Blutbildung, der Zellteilung, an der Bereitstellung von Antikörpern sowie an der Bildung von Botenstoffen beteiligt. **B_9** (Folsäure) ist wichtig für die Zellteilung und den Aufbau der roten und weißen Blutkörperchen. Außerdem hilft Folsäure dem Immunsystem, aus der Art geschlagene Zellen zu identifizieren.

Vitamin C, das wohl bekannteste Vitamin, fördert die Ausschüttung von Hormonen der Thymusdrüse – dem Hauptquartier des Immunsystems. Es ist direkt am Abwehrgeschehen beteiligt. Das Vitamin wird von den weißen Blutkörperchen aufgenommen und wirkt an deren Umwandlung in Fresszellen mit. Es ist an der Bildung von Antikörpern beteiligt und hilft außerdem jene chemischen Reize auszulösen, die die Fresszellen in Richtung der Erreger in Bewegung setzen. Auch Interferon, ein Botenstoff aus Zuckereiweißen, der in den Zellen gebildet wird und die Vermehrung von Viren hemmen kann, ist auf Vitamin C angewiesen.

Vitamin E fördert die Bildung von Antikörpern und bringt die T-Zellen auf Trab.

Während das C-Vitamin im Zellinneren aktiv wird und aggressive Moleküle davon abhält, die DNS dieser Zellen zu schädigen, schützen Vitamin E und Betakarotin die Zellhülle vor den Angriffen der freien Radikale.

Mineralien – wichtige Aufbauhelfer

Neben Selen, das als Antioxidans eine stimulierende Funktion auf die Abwehrkräfte hat, sind Eisen, Kalzium und Zink in enger Verbindung mit Vitaminen, Enzymen und Hormonen für den Aufbau und die Aktivität von Immunzellen zuständig.

Eisen braucht der Körper, um Sauerstoff zu transportieren. Es hält die T-Zellen beweglich und beschleunigt so die Immunreaktion. Zu wenig Eisen senkt den »Appetit« der Fresszellen.

Kalzium hilft mit, die Abfallstoffe der Fresszellen (Phagozyten) zu entsorgen.

Selen stabilisiert die Abwehr, indem es die Produktion von Antikörpern unterstützt. Außerdem hilft es bei der Entgiftung von Schwermetallen, die die Abwehrzellen schädigen können.

Zink zählt zu den wichtigsten Immunverstärkern. Es fungiert als Co-Faktor von etwa 200 Enzymen im Körper und ist nahezu an allen immunologischen Reaktionen einschließlich der Produktion von speziellen Killerzellen beteiligt, die infizierte Gewebeteile erkennen und zerstören. Zink fördert unter anderem die Bildung von Zytokinen: Diese Botenstoffe sind für eine reibungslose Kommunikation innerhalb des Immunsystems zuständig.

Bioaktive Stoffe als Radikalfänger

Schützenhilfe bekommen die körpereigenen Abwehrkräfte von **bioaktiven Substanzen** – sekundären Pflanzenstoffen und Ballaststoffen, die unserer Gesundheit dienen, für den Körper aber nicht so lebensnotwendig sind, wie das bei den **»essenziellen Nährstoffen«** (Vitaminen, Mineralstoffen usw.) der Fall ist. Unter den

Oberbegriff **Biostoffe** werden übrigens die essenziellen Nährstoffe und bioaktiven Substanzen eingereiht.

Bieten mehr als Aroma: Sekundäre Pflanzenstoffe

Sekundäre Pflanzenstoffe (Phytochemikalien) sind Geschmacks-, Farb-, Regulations- und Schutzstoffe, die Vitamine und Mineralstoffe in ihren gesundheitsfördernden Wirkungen unterstützen. Karotinoide regen ebenso wie Saponine, Sulfide und Flavonoide das Wachstum bestimmter Immunzellen an und wirken als Antioxidantien. Da einige dieser bioaktiven Substanzen starke antibiotische Kräfte haben, können sie krankheitserregende Keime dingfest machen und so die Abwehrkräfte entlasten.

Wichtig für die Darmgesundheit: Ballaststoffe

Ballaststoffe sind Fasern, Schalen oder Zellwände von Pflanzen, die von der mikrobiellen Darmflora nur unvollständig abgebaut und kaum verdaut ausgeschieden werden. Sie schaffen im Darm eine ausbalancierte Bakterienflora. Abbauprodukte der Pflanzenfasern verhindern, dass sich krank machende Bakterien im Darm ansiedeln. Schadstoffe sowie Abfallprodukte des Stoffwechsels und Gallensäuren werden von den Ballaststoffen abtransportiert.

Neuesten Studien zufolge können bestimmte Inhaltsstoffe der zellulosehaltigen Pflanzenzellen, sogenannte Arabinoxylane, erbgutschädigende Stoffe entschärfen.

Die Energielieferanten: Power fürs Immunsystem

Um alle Zellen herzustellen, einschließlich der Antikörper und der Enzyme, braucht das Immunsystem neben Eiweiß auch Fette und Kohlenhydrate – und zwar nicht nur als Energielieferanten.

Eiweiß – der wichtigste Baustein unseres Körpers

Eiweiß bildet unter anderem das Gerüst der Zellen, es baut weiße Blutkörperchen und andere Bestandteile des Immunsystems auf, so etwa die Antikörper. In unserem Körper gibt es Tausende von verschiedenen Eiweißverbindungen. Da das Nahrungseiweiß (Protein) aus riesigen Molekülen besteht, muss es während der Verdauung erst in einzelne Aminosäuren zerlegt werden. Diese fungieren auch als Antioxidantien und Entgiftungsmittel. Der Körper verwertet das Eiweiß am besten in einer ausgewogenen Mischung aus tierischen und pflanzlichen Nahrungsmitteln.

Gute Eiweißlieferanten sind Fisch, Fleisch, Milchprodukte, Vollkornerzeugnisse und Hülsenfrüchte, wie zum Beispiel Sojabohnen und Nüsse.

Die Zusammensetzung der Fette ist entscheidend

Fette und Öle sind aus Glyzerinen (dreiwertigen Alkoholen) und Fettsäuren aufgebaut. Für unsere Gesundheit ist nicht die Menge allein entscheidend, sondern vor allem

die Zusammensetzung. Die Fettsäuren werden nach ihrer chemischen Struktur in gesättigte, einfach ungesättigte und mehrfach ungesättigte Fettsäuren eingeteilt. Gesättigte Fettsäuren, die der Körper auch selbst erzeugt, kommen vor allem in tierischen Lebensmitteln wie Fleisch, Käse, Butter oder Schmalz vor. Einfach ungesättigte Fettsäuren finden sich vorwiegend in fetthaltigen Lebensmitteln.
Ungesättigte Fettsäuren hemmen zum Beispiel Entzündungen und wirken Infekten entgegen. Sie sind Bestandteil vieler Zellstrukturen und regen allgemein unser Immunsystem an. Die mehrfach ungesättigten Fettsäuren kann der Körper nicht selbst erzeugen. Er muss sie über pflanzliche Nahrung zum Beispiel in Form von Rapsöl aufnehmen, das idealerweise Omega-3- und Omega-6-Fettsäuren enthält. Beides sind Vorstufen einer Säure, die als Gewebshormone und Botenstoffe fungieren.

Einige der Stoffe, die an der Steuerung der Immunabwehr beteiligt sind, werden im Körper erst durch Fette verfügbar.

Immunstärkung durch Kohlenhydrate

Kohlenhydrate sind für das Immunsystem wichtig, weil sie den Transport von Magnesium, Kalium und Zink im Blut möglich machen. Außerdem regen sie bestimmte Hormone der Nebenniere an, die im Falle einer allergischen Reaktion auf den Plan treten. Für unser Immunsystem wichtige Kohlenhydrate sind auch die Ballaststoffe, die für eine gesunde Darmflora sorgen.

Die Mischung macht's

Essen Sie möglichst viele verschiedene Nahrungsmittel, damit Ihr Körper das **ganze Spektrum der Inhaltsstoffe** immer wieder anders zusammengestellt bekommt. Das ist auch deshalb wichtig, weil viele Vitamine erst im Verbund mit anderen pflanzlichen Stoffen ihre **immunstärkende Kraft** entfalten.

Aktuelle Forschungen zeigen, dass Nahrungsergänzungen eine weitaus geringere Schutzwirkung als frische Nahrungsmittel haben.

In den 50 Immun-Turbos, die wir Ihnen auf Seite 20 ff. vorstellen, sind jede Menge **Vitalstoffe**, mit denen Sie Ihre natürliche Körperabwehr gegen **Infektionen**, **Krankheiten** und **Allergien** wappnen können.

Die natürlichen Biostoffe unterstützen unsere Immunabwehr, indem sie

- Krebs vorbeugen
- Bakterien, Viren, Pilze und Parasiten bekämpfen
- Entzündungen hemmen
- schädliche Oxidation verhindern
- die Blutfettwerte senken
- den Blutdruck regulieren
- den Blutzuckerspiegel normalisieren
- einer Thrombose entgegenwirken
- die Verdauung fördern

Bringen Sie Ihr Immunsystem auf Trab!

Neben der richtigen Ernährung gibt es noch andere Möglichkeiten, Ihre Abwehrkräfte in Schwung zu bringen.

Viel Bewegung wirkt Wunder

Regelmäßiges Training wirkt sich günstig auf den **Lymphfluss** aus, der die Immunzellen im Körper transportiert. Auch **natürliche Killerzellen**, die im Blut zirkulieren, können dank der besseren Sauerstoffversorgung schneller einen Eindringling erreichen.

Studien zeigen, dass gute Laune und eine optimistische Grundeinstellung unsere körperliche Widerstandsfähigkeit stärken. Diese wiederum wird entscheidend davon mitbestimmt, wie gut wir emotionale Belastungen verarbeiten können.

Täglich eine halbe Stunde flottes Gehen an der frischen Luft oder ein Ausdauersport wie Schwimmen oder Radfahren kurbeln die **Durchblutung** an und kräftigen das Immunsystem! Auch rasch wechselnde Temperaturreize wie kalte Güsse, Wechselduschen oder Saunagänge trainieren die Abwehr. Welche Technik Sie auch wählen, wichtig ist, dass Sie sich dabei wohlfühlen. Wer ein übertriebenes sportliches Pensum absolviert, schwächt die körpereigene Schutztruppe eher. Entscheidend für den Erfolg ist nicht die Intensität, sondern die **Regelmäßigkeit** des Trainings. Sie werden sehen: Viel Bewegung hebt auch Ihre Stimmung!

Unsere **Psyche** hängt eng mit dem Immunsystem zusammen. Signale aus unserem Gefühlsleben werden über **Nerven** und **Hormone** im Körper verteilt, um spezifische Reaktionen auszulösen. Lachen kann beispielsweise den Gehalt an Immunglobulinen im Blut nachweislich steigern.

Schützen Sie Ihren Organismus

Alles, was uns psychisch belastet, schwächt auf lange Sicht das Immunsystem. Der Körper schüttet unter **chronischem Stress** vermehrt das Hormon Cortisol aus, das die Bildung von Abwehrkörpern nachhaltig hemmt. Das erklärt auch, warum Menschen, die ständig unter Druck stehen, anfälliger für Krankheiten werden.
Emotionaler Stress gehört mit zu den »Schädlingen«, die die Entstehung der freien Radikale begünstigen (neben Rauchen, allgemeiner Luftverschmutzung, zu viel UV-Licht, Ozon, Entzündungen sowie übertriebener körperlicher Aktivität). Deshalb: Schützen Sie Ihren Organismus vor **Überforderung**, die ihn krank machen kann. Gönnen Sie Ihrem Körper seine wohlverdienten **Verschnaufpausen**, wenn er danach verlangt. Schlafen Sie ausreichend. Nachts wird das Immunsystem aufgerüstet, und beschädigte Zellen werden repariert.

Entspannung lässt sich trainieren

Yoga, Autogenes Training, Atemübungen und andere Entspannungstechniken tragen zu innerer Ruhe, Ausgeglichenheit und Wohlbefinden bei.

Immun-Turbos von A bis Z

Stärken Sie Ihre Abwehrkräfte, indem Sie Ihren Speiseplan abwechslungsreich gestalten! Wenn Sie viele immunstärkende Nahrungsmittel essen, profitiert Ihr Organismus von dem gesamten Spektrum der wertvollen Biostoffe.

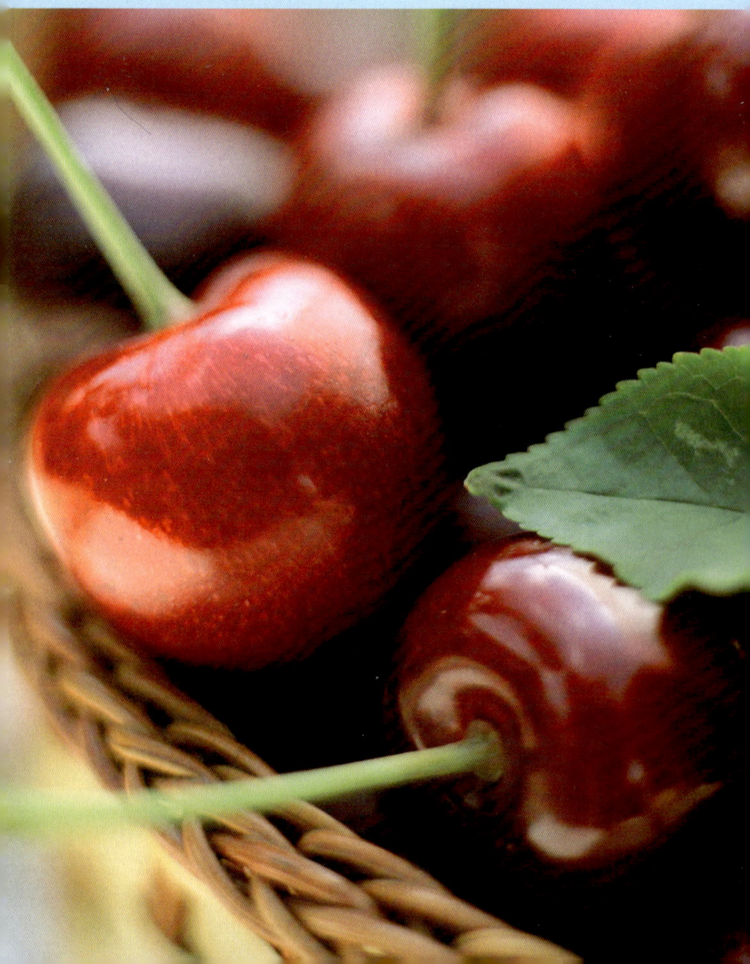

Ananas

Schon die indianischen Seefahrer wussten, dass die süße Frucht mit der stacheligen Schale gut schmeckt und ausgesprochen gesund ist.

Ananas ist die einzige Frucht, die in konzentrierter Form **Bromelain** enthält. Als Eiweißspalter erleichtert Bromelain die Verdauung. Gleichzeitig löst es Antigene auf, die allergische Reaktionen hervorrufen können, im Darm ist es sogar gegen Würmer wirksam. Bromelain lässt Entzündungen schneller abklingen, entspannt die Muskeln und verbessert die Durchblutung.
Vitamin A in Form von Betakarotin, **Vitamin C** und **Zink** sind im Körper als Radikalfänger aktiv. **Mangan** aktiviert ein antioxidativ wirkendes Enzym, das die aggressiven Sauerstoffmoleküle entschärft.

▶ Gut zu wissen: Den Reifegrad der Frucht erkennen Sie am Geruch. Ihr Strunk sollte süß und aromatisch, nicht muffig riechen.

Apfel

Die knackigen Früchte sind reich an reinigenden Pflanzenfasern sowie an bioaktiven Stoffen, die sogar das Krebs- und Herzinfarktrisiko senken.

Die im Apfel enthaltenen **Ballaststoffe** sorgen durch die Ansiedlung nützlicher Mikroorganismen im Darm für eine problemlose Verdauung. Außerdem bewirken sie, dass überschüssiges Cholesterin und schädliche Substanzen wie Schwermetalle gebunden und aus dem Körper geschleust werden. Sie regen den Stoffwechsel an und verlangsamen die Zuckeraufnahme, was einen plötzlichen Anstieg des Blutzuckerspiegels verhindert. Die im Apfel enthaltenen **Fruchtsäuren** vertreiben unerwünschte Bakterien. Wasserlösliche **Pektine** senken den Blutfettspiegel und damit auch das Risiko für Infarkt und zu hohen Blutdruck. Als »Gefäßputzer« fungieren die Antioxidantien (**Vitamin C** und **E** sowie **Flavonoide**) im Apfel. Sie verhindern, dass sich schädliche Substanzen in den Gefäßen ablagern, und hemmen nachweislich das Wachstum von Krebszellen. Vor allem **Querzetin**, ein Flavonoid, soll die Zellen gezielt vor den Angriffen krebserregender Substanzen schützen.

▶ **Gut zu wissen:** »An apple a day keeps the doctor away« – optimal für Ihre Gesundheit sind chemisch unbehandelte Äpfel.

Artischocke

Schon die alten Römer wussten: Wenn das Essen wie ein Stein im Magen liegt, hilft die Artischocke. Inzwischen ist erwiesen, dass das Gemüse der Verdauung sanft auf die Sprünge hilft.

Die Biostoffe in der Artischocke, allen voran der Bitterstoff **Cynarin**, kurbeln die Produktion von Gallensaft an. Dadurch werden fettverdauende Enzyme aktiviert und

die Darmschleimhaut, in der ein Großteil der Abwehrzellen sitzt, vor Säureschäden geschützt. Cynarin festigt die Blutgefäßwände und fängt ebenso wie **Vitamin C** die zellschädigenden freien Radikale ein. Ein wichtiger Inhaltsstoff ist außerdem **Magnesium**, das Auswirkungen eines entgleisten Immunsystems auf die Organe abschwächen kann.
Die natürliche Komposition aller Inhaltsstoffe in der Artischocke verhindert, dass sich Cholesterin an den Gefäßwänden ablagern kann, und beugt Herz-Kreislauf-Erkrankungen vor.

▶ Gut zu wissen: Das Gemüse gilt als natürliches Anti-Diabetikum, da sein Gehalt an **Inulin**, einem Mehrfachzucker, den Insulinspiegel kaum beeinflusst.

Banane

Man könnte sich tagelang allein von Bananen ernähren, ohne einen Mangel zu erleiden.

Die in der Banane enthaltenen **B-Vitamine** kurbeln den Energiestoffwechsel in allen Körperzellen an. Besonders günstig ist hier die Kombination von **Vitamin C** und **Mangan**. Beide Substanzen arbeiten an der Produktion von Interferon, einem Abwehrstoff, der es auf Viren abgesehen hat. Bei den hellgelben Bananen, deren Spitzen noch grünlich sind, und bei Kochbananen überwiegt der Stärkeanteil. Dass der Körper diese Stärke nur langsam verstoffwechselt, ist besonders vorteilhaft: Der Bauchspeicheldrüse bleibt so genug Zeit, die Insulinproduktion darauf abzustimmen. Insulin ist daran beteiligt, dass die Aminosäure Tryptophan ins Gehirn gelangt und dort in das »Glückshormon« Serotonin umgewandelt wird. **Magnesium** unterstützt die körpereigene Abwehr, es aktiviert nahezu alle Enzyme. **Kalium** wiederum steuert die Körpersäfte, aktiviert viele Enzymsysteme und bindet Schwermetalle, die dann ausgeschieden werden.

▶ Gut zu wissen: Bei Früchten mit braun gepunkteter Schale hat sich die Stärke bereits in Zucker umgewandelt – ideal für Sportler, die rasche Energie brauchen.

Bohnen

Ob frisch oder getrocknet: Bohnen sind reich an Stoffen, die in unserem Körper alle Zellteilungsprozesse in Gang halten und somit auch Reaktionen der Immunabwehr beschleunigen.

Der in Bohnen enthaltene Mineralstoff **Molybdän** aktiviert verschiedene antioxidativ wirksame Enzyme, die verhindern, dass die Körperzellen durch aggressive freie Radikale zerstört werden. Molybdän braucht der Organismus unter anderem, um Eisen und schwefelhaltiges Eiweiß zu verstoffwechseln. Die eiweißähnlichen Substanzen in den Bohnen werden im Darm in sogenannte Nukleotide zerlegt. In dieser Form wirken sie gemeinsam mit Enzymen beim Energiestoffwechsel mit, ebenso bei der Zellatmung sowie beim Auf-, Ab- und Umbau zahlreicher Stoffe. Mit der Verwertung von Eiweiß hat auch die **Folsäure** zu tun, die unser Immunsystem zur

Bildung von Antikörpern benötigt. **Mangan** hilft der Leber, Stoffwechselabfälle loszuwerden, außerdem kurbelt das Spurenelement die Produktion des Abwehrstoffes Interferon an. Zur Entgiftung tragen auch die **Polyphenole** und **Saponine** sowie die verdauungsregulierenden **Ballaststoffe** bei.

▶ Gut zu wissen: Die Hülsen und Kerne der Bohnen enthalten verschiedene Giftstoffe, unter anderem Phasin, in dem sich Spuren von Blausäure finden. Kochen Sie Bohnen vor dem Verzehr daher mindestens zehn Minuten.

Brokkoli

Brokkoli zählt zu den absoluten Top-Stars unter den Gemüsen. Eine Portion (etwa 150 Gramm) deckt bereits unseren Tagesbedarf an dem zellschützenden Vitamin C.

Die in Brokkoli enthaltenen Senföle **Indol** und **Sulphoraphan** fördern in der Leber die Bildung von Entgiftungsenzymen und kurbeln so den Abbau krebserregender Substanzen an. Studien zufolge schützen diese bioaktiven Stoffe vor Magen-, Brust-, Leber- und Lungenkrebs.

Die Antioxidantien **Vitamin C** und **E** sowie **Karotinoide** und **Flavonoide** bewahren die Zellen vor den Angriffen der schädlichen freien Radikale. Die Mineralien **Molybdän** und **Kobalt** fördern eine normale Schilddrüsenfunktion und helfen der Dickdarmflora beim Eigenaufbau von **Vitamin B_{12}**, das der Körper unter anderem für die Reifung der roten Blutzellen benötigt. **Kalium** zieht überschüssiges Wasser aus dem Gewebe und verbessert gleichzeitig die Arbeit der Darmmuskulatur.

▶ Gut zu wissen: Schon probiert? Wie Blumenkohl und Kohlrabi kann auch Brokkoli roh gegessen werden.

Fenchel

Die Fenchelknolle gehört wie Anis, Kümmel und Dill zu den Doldenblütlern.

Der hohe Gehalt an **Vitamin C** und **Eisen** schützt unseren Körper vor dem Angriff schädlicher Substanzen. **Betakarotin** bringt die Fresszellen auf Trab. Außerdem bewahrt es bereits vorgeschädigte Zellen davor, sich in Krebszellen zu verwandeln. **B-Vitamine** stellen sicher, dass unser Immun- und unser Nervensystem bestens funktionieren. **Folsäure** braucht unsere Schutztruppe unter anderem zur Bildung von Antikörpern. Die **Ballaststoffe** in Kombination mit den ätherischen Ölen **Athenol** und **Fenchem** binden Fettstoffe und Abbauprodukte des Stoffwechsels im Darm und befördern sie aus dem Körper. Diese Öle verbessern überdies die Durchblutung der Schleimhäute und hemmen das Wachstum von Krankheitskeimen. Außerdem regen sie das Entgiftungssystem der Leber an.

▶ Gut zu wissen: Roher Fenchel enthält fast doppelt so viel Vitamin C wie Orangen. In einer Portion Fenchel steckt so viel **Kalzium** wie in einem Glas Milch.

Garnelen

Garnelen sind ausgezeichnete Quellen von hochwertigem Eiweiß und außerdem wichtige Jodlieferanten.

Das leichtverdauliche **Eiweiß** in den Garnelen enthält lebensnotwendige Aminosäuren, die unser Organismus vor allem als Bausteine für Enzyme und Hormone braucht – und für die Produktion von Antikörpern, die Viren und Bakterien unschädlich machen.
Der antioxidative Cocktail aus **Vitamin B_3, Vitamin E, Selen** und **Zink** stärkt unsere Widerstandskraft gegen Infektionen. Außerdem hemmen diese gesunden Biostoffe die Bildung freier Radikale oder anderer schädlicher Moleküle, die es auf unsere intakten Körperzellen abgesehen haben.
Das Fett der Garnelen besteht zu einem guten Teil aus wertvollen **Omega-3-Fettsäuren**, denen eine Schutzfunktion gegen Arteriosklerose zugeschrieben wird. Diese mehrfach ungesättigten Fettsäuren stärken außerdem Herz und Kreislauf, helfen den Blutdruck zu senken und verbessern die Fließfähigkeit des Blutes – was wiederum den im Blut patrouillierenden Abwehrzellen die Arbeit erleichtert. Das natürliche **Jod** unterstützt unser Immunsystem, indem es die Schilddrüsenfunktion und damit die Stoffwechselaktivität insgesamt beeinflusst.

► **Gut zu wissen:** Ein Bestandteil des Garneleneiweißes, das Albumin, kann unter Umständen Auslöser für eine Krustentier-Allergie sein.

Grapefruit

Für jeden Geschmack etwas: Die gelben Grapefruits schmecken bitter-süß-säuerlich, die rötlichen süßlich-mild und die grünen sehr bitter.

Die Biostoffe im Fruchtfleisch der Grapefruit erhöhen die Wirksamkeit von Vitamin C um ein Vielfaches. **Karotinoide**, von denen besonders viele in den roten Grapefruits vorhanden sind, regen das Wachstum von B- und T-Lymphozyten und von natürlichen Killerzellen an. Außerdem bringen sie die T-Helferzellen sowie die großen Fresszellen auf Trab.

Vitamin C fördert die Aktivität der Abwehrzellen und fängt als Antioxidans freie Radikale ein. Zudem macht es viele Umweltgifte unschädlich und kann Herz-Kreislauf-Erkrankungen sowie Krebs vorbeugen.

Die weißen Häutchen der Trennwände und die weißlichen Reste der Schale enthalten Biostoffe (wie z. B. **Naringin**), die stark antimikrobiotisch wirken und Viren, Bakterien und Parasiten vertreiben. Diese Wirkstoffe stecken auch in den Kernen der Frucht, deren Extrakte man als Tabletten und Tropfen zu sich nehmen kann. Die Schale der Grapefruit ist reichlich mit **Limonoiden** ausgestattet, einem ätherischen Öl, das den typischen Geruch der Zitrusfrüchte verursacht und bestimmte Enzyme anregt. Diese bewirken, dass krebserregende Substanzen gehemmt oder ausgeschieden werden.

▶ **Gut zu wissen:** Grapefruits und Grapefruit-Produkte können die Aufnahme bestimmter Medikamente verstärken. Vermeiden Sie eine Überdosierung!

Grünkohl

Der Kohl mit den sattgrünen gekräuselten Blättern mag es winterlich – denn erst der Frost beschert dem robusten Kreuzblütler sein herbsüßliches Aroma.

Die **Senföle** und Schwefelverbindungen prägen das typische Aroma des Grünkohls, und die Abbauprodukte eben dieser Geschmacks- und Geruchsstoffe machen Jagd auf freie Radikale. Sie beugen Infektionen vor und regen Enzyme zur Entgiftung von Körperzellen an.
B-Vitamine, unter anderem **Folsäure**, sorgen für die Ausscheidung des giftigen Homozysteins aus dem Blut. Diese schwefelhaltige Aminosäure kann zu verengten Blutgefäßen führen, wenn ihr Wert im Körper ansteigt. Homozystein gilt heute als ein Risikofaktor für Arteriosklerose und Herzkrankheiten.
Vitamin C greift direkt ins Abwehrgeschehen ein und wirkt an der Produktion der Fresszellen mit. Das in Gemüsen nur selten in dieser Menge vorkommende **Vitamin E** hilft dem Körper, ein Immunprotein zu produzieren, das es nahezu mit allen Eindringlingen aufnimmt.
Eisen wiederum hält die T-Zellen beweglich, während **Zink** zur Antikörperbildung beiträgt. **Flavonoide** unterdrücken das Wachstum von Bakterien, Viren und Pilzen. **Ballaststoffe** verhindern, dass sich krank machende Bakterien im Darm ansiedeln.

▶ Gut zu wissen: Grünkohl sollte wegen seines relativ hohen Nitratgehalts möglichst nicht wieder aufgewärmt werden.

Gurke

Das ursprünglich an den Hängen des Himalaja beheimatete Kürbisgewächs hat einen beachtlichen Gehalt an abwehrstärkenden Biostoffen.

Der enorme Flüssigkeitsgehalt der Gurken (95 Prozent!), trägt dazu bei, dass durch den Verzehr des Gemüses Giftstoffe und Bakterien über den verstärkt produzierten Harn ausgeschieden werden.
Kalium sorgt für diese entwässernde Wirkung, die sich unter anderem günstig auf den Blutdruck auswirkt und Herz und Nieren entlastet. Das in Gurken enthaltene Kalium kann außerdem die oxidative Veränderung des schädlichen LDL-Cholesterins einschränken und verhindert so, dass sich dieses an den Arterienwänden festsetzt. Es beugt damit Arterienverkalkung und Blutgerinnseln vor.
Die **Vitamine C** und **E** in den Gurken sind wichtige Antioxidantien, die unter anderem unsere Haut vor UV-Strahlen und Umweltschadstoffen schützen. Sie neutralisieren freie Radikale, stimulieren das Immunsystem und unterdrücken die Bildung von krebserregenden Verbindungen im Körper.
Auch **Kupfer** entfaltet als Bestandteil vieler Enzyme antioxidative Kräfte. Ein Enzym namens **Peptidase** spaltet im Dünndarm bestimmte Eiweißbruchstücke und zerstört dabei schädliche Bakterien.

▶ Gut zu wissen: Vitamine und (gesunde) **Bitterstoffe** befinden sich überwiegend in der Schale von Freilandgurken – Treibhausgurken wurden sie »weggezüchtet«.

Hafer

Hafer ist wohl das vollwertigste unter allen Körnern – er heilt und schützt, hat eine belebende, stärkende und sättigende Wirkung.

Hafer ist mit doppelt so viel **Eiweiß** ausgestattet wie die anderen Getreide. Zudem enthält er alle lebensnotwendigen Eiweißbausteine, die der Körper nicht selbst herstellen kann. Diese Aminosäuren braucht das Immunsystem für den Aufbau von Antikörpern.
Vitamin E im Hafer schützt besonders effektiv gegen oxidativen Stress. Das in Hafer reichlich vorhandene **Magnesium** erhöht die Beweglichkeit der Fresszellen, indem es die Durchlässigkeit der kleinen Blutgefäße verbessert. Mit Radikalfängern verwandte Stoffe im Hafer können den Prozess stoppen, bei dem schädliches LDL-Cholesterin ranzig wird und sich langsam in den Arterienwänden anlagert.
Einen besonderen Beitrag leisten die **Ballaststoffe** im Hafer, wobei die löslichen Fasern überwiegen. Sie nehmen überschüssige Magensäure, Schadstoffe und unerwünschte Bakterien auf. Außerdem bringen sie die Blutfettwerte in Balance.
Unser Nervenkostüm profitiert vor allem von **Vitamin B_1**, das die Nervenzellen mit Energie versorgt und zudem den Stoffwechsel anregt, das »Glückshormon« Serotonin zu bilden.

▶ Gut zu wissen: Tee aus den grünen, vor der Blüte geernteten Blättern des Hafers beruhigt die Nerven und fördert den Schlaf.

Holunder

Die schwarzvioletten Holunderbeeren haben wie die Blüten, Blätter, Rinden und Wurzeln der Pflanze eine lange Tradition als Pflanzenarznei.

Die **Phenolsäuren** und die **Flavonoide**, die den Beeren ihre charakteristische Färbung geben – das blaue Anthozyan und das rote Rutin – halten uns Bakterien, Viren und Pilze vom Leib. Flavonoide verbessern die Elastizität der Blutgefäße und erhöhen den Sauerstoffgehalt im Blut. Außerdem stabilisieren und fördern sie die Aufnahme von zellschützendem **Vitamin C**, das in unserem Organismus als Antioxidans gegen freie Radikale wirkt. In den Blütendolden des Holunders steckt **Querzetin**, ein Flavonoid. Es regt das Wachstum bestimmer Immunzellen an.
Auch **Betakarotin**, das in den Holunderbeeren in beachtlicher Menge vorhanden ist, legt als Radikalfänger aggressiven Substanzen im Körper das Handwerk. Als Antioxidans beugt es Lungen-, Brust-, Magen- und Hautkrebs vor.
Bestimmte Eiweißverbindungen im Holunder, sogenannte **Lektine**, sind imstande, die Anzahl der Immunzellen zu erhöhen. Der hohe Anteil an unverdaulichen **Pflanzenfasern** kann den Cholesterinspiegel im Blut senken, Giftstoffe im Darm binden und ausleiten.

▶ Gut zu wissen: In den unreifen Beeren stecken giftige, Blausäure bildende Substanzen, deshalb sollten grüne Beeren vor der Verarbeitung unbedingt aussortiert werden!

Huhn

Mageres, leicht bekömmliches Hühnchenfleisch enthält die gesunden, einfach ungesättigten Fettsäuren.

Das Eiweiß im Hühnchenfleisch ist mit allen essenziellen **Aminosäuren** ausgestattet, die unser Organismus dringend braucht, aber nicht selbst herstellen kann. Aminosäuren fungieren als Antioxidans und Entgiftungsmittel.

Wenn das traditionelle Hausmittel – eine frisch zubereitete Hühnersuppe – im Kampf gegen Erkältungen erfolgreich ist, mag das zum einen am Radikalfänger **Zink** liegen, der vor allem in der Hühnerbrust enthalten ist. Aber auch **Lysin** ist daran beteiligt, eine Aminosäure, die nachweislich den Viren zu Leibe rückt.

Zink ist in Hühnchenfleisch an den Eiweißbaustein Histidin gekoppelt, den unser Organismus besonders leicht aufnehmen kann. Ein Mangel an Zink lässt die Thymusdrüse, die »Schule des Immunsystems«, schrumpfen und reduziert die Zahl der T-Zellen – was uns anfälliger macht für Erkältungen und andere Infektionen. Auch die immunstärkenden Mineralien **Eisen** und **Selen** finden sich im Hühnerfleisch, ebenso **Vitamin A** und wichtige **B-Vitamine**, die für die reibungslose Funktion der Abwehrzellen unentbehrlich sind.

► Gut zu wissen: Eier enthalten hochwertiges Eiweiß, die Vitamine A, E, K und Vitamine der B-Gruppe sowie die Mineralstoffe Phosphor, Kalium, Natrium und Magnesium.

Joghurt

Das Sauermilchprodukt ist so gesund wie Milch – kommt jedoch mit weniger Milchzucker aus.

Die »probiotischen« **Milchsäurebakterien** im Joghurt sorgen für eine ausgeglichene Darmflora. Gleichzeitig unterstützen sie »freundliche« Bakterien im Wachstum und bekämpfen jene, die Durchfall verursachen. Da die meisten Abwehrzellen im Darm stationiert sind, können die zugeführten Keime die Reaktionsfähigkeit der Abwehrkräfte positiv beeinflussen. Die milchsauren Bakterien verhindern zudem, dass sich bestimmte Stoffe im Darm durch die dort vorhandenen Bakterien in krebserregende Substanzen umwandeln. Auch das **Kalzium** im Joghurt bereitet den Bakterien ein so unbehagliches Milieu, dass den Erregern die Vermehrung nur schwer gelingt.

► Gut zu wissen: Wegen des Milchzucker spaltenden Enzyms Laktase ist Joghurt auch gut für Menschen mit Milchunverträglichkeit.

Johannisbeeren

Ob rot, schwarz oder weiß – Johannisbeeren werden seit jeher wegen ihres gesundheitlichen Werts geschätzt.

Das hochkonzentrierte **Vitamin C** in Johannisbeeren stimuliert die Abwehrzellen, unterstützt die Bildung von

Fresszellen und Antikörpern und hilft dem Immunsystem, Angreifer abzuwehren. Dabei helfen ihm auch **Flavonoide**, die in den roten und schwarzen Beeren als Anthozyane vorkommen. Diese Pflanzenfarbstoffe wirken mit den **Phenolsäuren** antibiotisch gegen Bakterien und Viren.
Die Biostoffe in den Johannisbeeren verhindern, dass sich LDL-Cholesterin in den Wänden der Blutgefäße ablagert. Sie hemmen die Entstehung von krebserregenden Substanzen und fördern die Entgiftung der Leber.
Das in den Schwarzen Johannisbeeren reichlich vorhandene **Eisen** hält die T-Zellen beweglich und beschleunigt so die Immunreaktion. **Kalium** ist an wichtigen Prozessen im Zellgeschehen beteiligt. Die Roten Johannisbeeren zählen zu den säurereichsten Früchten, was die positive Wirkung auf die Blutgefäße verstärkt. Außerdem sind die Säuren besonders bei bakteriellen Infekten im Verdauungstrakt hilfreich.

▶ Gut zu wissen: Die Naturmedizin wendet Schwarze Johannisbeeren bei Muskel- und Gelenkbeschwerden sowie bei Erschöpfungszuständen an.

Kartoffeln

Die »Erdäpfel« versorgen uns mit Stärke und einem hochwertigen Eiweiß, die gemeinsam wichtige »Aufräumarbeiten« erledigen.

Die **Chlorogensäure** unter der Kartoffelschale unterstützt im Darm die Aufnahme des krebserregenden Kohlenwasserstoffs Benzpyren durch die unverdauli-

chen Pflanzenfasern. Die **Ballaststoffe** binden die unerwünschten Stoffe, die der Körper dann auscheidet. Das stark entwässernde **Kalium** entlastet Herz und Nieren. Davon profitiert auch das Immunsystem, da mit dem Gewebewasser Giftstoffe ausgespült werden. **Vitamin B_6** treibt die natürliche Ausscheidungsfunktion voran, es wird von den Aminosäuren gebraucht, die Abfallstoffe aus den Zellen entsorgen.
Ausgerechnet jene Substanzen in der Kartoffel, die die Eiweiß- und Kohlenhydratverdauung in unserem Körper behindern, die sogenannten **Enzymblocker**, sind fleißige Immunhelfer. Sie hemmen den Abbau von Eiweißen und verhindern damit das Wachstum von Tumoren. **Vitamin C** mindert als Antioxidans die Schäden der gewebszerstörenden Sauerstoffmoleküle, der freien Radikale. Ihnen stehen die **Flavonoide** aus den Kartoffeln mit ihren zellschützenden Eigenschaften zur Seite.

▶ Gut zu wissen: Grüne Kartoffeln enthalten das Pflanzengift Solanin, das – in größeren Mengen verzehrt – gesundheitsschädlich sein kann.

Kirschen

Ob Herzkirsche oder Sauerkirsche – in diesen Früchtchen geben die bioaktiven Schutzstoffe den Ton an!

Die **Ellagsäure** aus den Kirschen blockt Enzyme ab, die Krebszellen brauchen, um sich zu entwickeln. Bereits bestehende Karzinogene bindet sie an sich und setzt dadurch die gefährlichen Elemente außer Gefecht. Gleichzeitig regt sie die Bildung von Enzymen an, die zur Entgiftung beitragen und mit deren Hilfe der Körper die schädlichen Stoffe schneller loswerden kann.

Anthozyane, die blauroten Farbstoffe in den Kirschen, neutralisieren freie Radikale. Sie schützen die Zelle vor Oxidation und somit vor frühzeitiger Alterung. Zudem fördern sie die Aufnahme von Vitamin C, lindern Entzündungen und Allergien.

Vitamin C und **Betakarotin** halten die freien Radikale in Schach, wirken vorbeugend gegen Krebs und Herz-Kreislauf-Erkrankungen. Betakarotin, aus dem der Körper Vitamin A bilden kann, wirkt zudem regenerierend auf die Schleimhäute und die Augen.

▶ Gut zu wissen: Kirschen sind ein altbewährtes Hausmittel bei Magenübersäuerung, Gicht und Arthritis und dienen auch zur Stärkung von Leber und Niere.

Knoblauch

Neuere Forschungen zeigen, dass mit Knoblauch auch Bluthochdruck, Herzerkrankungen und Schlaganfällen vorgebeugt werden kann.

Knoblauch unterstützt unsere Abwehrkräfte: Seine Wirkstoffe greifen die verschiedensten Bakterien, Viren, Pilze oder Würmer im Körper direkt an. Außerdem stärkt die Gewürzpflanze mithilfe von **Selen** und **Allizin** die Immunorganisation, indem sie die Bildung von weißen Blutkörperchen anregt.

Bioaktive Substanzen wie **Ajoen** verhindern, dass gesunde Zellen zu Krebszellen entarten oder dass Tumorzellen weiter wachsen. Diese Pflanzenstoffe können auch schädliche Zellen ganz und gar vernichten.
Etliche Knoblauchwirkstoffe ziehen als Antioxidantien gegen freie Radikale zu Felde – die aggressiven Zellgifte werden mit der Entstehung von Diabetes, Krebs und Autoimmunerkrankungen sowie dem vorzeitigen Altern in Verbindung gebracht.
Das Zwiebelgewächs hat außerdem positive Effekte auf das Herz-Kreislauf-System, es macht das Blut dünnflüssiger, wirkt blutdruck- und blutfettsenkend und verhindert den Aufbau von Gefäßablagerungen in den Arterien.

▶ Gut zu wissen: Knoblauch kann eine hervorragende Alternative zu herkömmlichen Antibiotika sein, weil er die physiologische Bakterienflora auf unseren Schleimhäuten nicht schädigt.

Kresse

Der Keimling aus der Sippe der Senfpflanzen gilt seit jeher als Nieren- und Gallenputzer mit allgemein kräftigender Wirkung.

Die in der Kresse enthaltenen **Bitterstoffe** und ätherischen **Senföle** erzeugen nicht nur den pikant-scharfen Geschmack – sie entfalten auch antibakterielle Eigenschaften. So machen sie zum Beispiel Krankheitserregern im Darm und in den Harnwegen das Leben

schwer. Auch gegen Viren ist ein besonderer Wirkstoff der Kresse, das Senföl Benzyl-Isothiozyanat, aktiv. Dem würzigen Blattgemüse wird übrigens auch eine krebshemmende Wirkung zugeschrieben.
Die Antioxidantien **Betakarotin** sowie **Vitamin C** und **E** in der Kresse bewahren die Körperzellen vor den Attacken aggressiver Sauerstoffmoleküle. **Vitamin B_6** ist mit am Auf- und Umbau von Abwehrzellen beteiligt, zusätzlich unterstützt es die natürlichen Ausscheidungsfunktionen unseres Körpers.
Die in der Kresse enthaltenen Mineralien **Mangan, Eisen** und **Zink** sind ebenfalls wichtige Immunverstärker, die den Körper bei der Infektionsabwehr unterstützen.

▶ Gut zu wissen: Auch die Kapuzinerkresse mit ihren gelben, orangen oder roten Blüten ist essbar. Sie wird traditionell zur Bekämpfung von Candida-Pilzen im Darm eingesetzt.

Lamm

Zartes Lammfleisch ist nicht nur ein kulinarischer Genuss, sondern unterstützt auch ganz besonders unsere Abwehrkräfte.

Lammfleisch ist reich an hochwertigem **Eiweiß**. Die in ihm enthaltenen Aminosäuren zerlegt der Körper nahezu vollständig in körpereigenes Eiweiß, das für die Funktionstüchtigkeit der Immunabwehr gebraucht wird. **Eisen** ist ein weiterer wichtiger Immunbaustein, den uns das Lammfleisch liefert. Als Bestandteil vieler

Enzyme sorgt es dafür, dass unsere Abwehrkräfte gut in Schuss sind.
Zink und **Selen** aus dem Fleisch der Jungtiere sind als Antioxidantien im Einsatz und damit an vielen Immunprozessen beteiligt.
Wie auch das **Vitamin A** schützen sie den Organismus vor den Angriffen freier Radikale und sorgen so auch für intakte Immunzellen. Das nur in tierischen Produkten vorkommende Vitamin A braucht der Körper unter anderem für den Aufbau und die Erhaltung der Schleimhäute – unser erstes Bollwerk gegen krankheitserregende Keime.
Vitamin B_6, das in Lammfleisch reichlich zu finden ist, sorgt schließlich dafür, dass die Antikörper voll funktionsfähig sind.

► **Gut zu wissen:** Lämmer wachsen als Weidetiere in der freien Natur auf (keine Massentierhaltung!) – daher ist das Risiko, dass ihr Fleisch Rückstände aus Tierarzneimitteln enthält, sehr gering.

Lauch

Die langen Stangen gehören wie Knoblauch, Bärlauch oder Schnittlauch zur Familie der Zwiebelgewächse.

Die »Scharfstoffe« und unverdaulichen Fasern im Lauch stärken die Abwehrkräfte, indem sie unter anderem die Ansiedlung nützlicher Mikroorganismen im Darm fördern. Von den in Lauch enthaltenen **Sulfiden** ist bekannt, dass sie bestimmte Killerzellen und Fresszellen aktivieren, deren Aufgabe es ist, Tumorzellen zu hemmen. Außerdem steuern die Sulfide Substanzen bei, die krankheitserregende Keime von uns fernhalten. **Senföle** (Isothiozyanate) setzen Bakterien und Pilzen bereits in Mund und Magen zu.

Andere Bioaktivstoffe im Lauch stimulieren Enzyme im Körper, die Krebszellen daran hindern, sich zu entwickeln. Außerdem können die schwefelhaltigen Verbindungen Enzyme in Gang setzen, die zellschädigende freie Radikale einfangen und entschärfen. Schützenhilfe bekommen sie hierbei von weiteren Antioxidantien aus dem Stangengemüse, so etwa von **Vitamin C, Betakarotin** und **Zink.**

Die wasserlöslichen **Ballaststoffe** im Lauch entlasten die Immunabwehr, indem sie giftige Substanzen und Stoffwechselabfälle im Darm binden und zügig entsorgen.

▶ Gut zu wissen: Die schwefelhaltigen Inhaltsstoffe im Lauch werden erst durch Verletzen der Pflanzenzellen wirksam – etwa durch Zerschneiden oder Erhitzen.

Linsen

Wegen ihres beachtlichen Vitamin-B-Gehaltes gelten Linsen als Kopf- und Nervennahrung.

Das in den Linsen vorkommende **Thiamin** (Vitamin B_1) sorgt dafür, dass die Nervenzellen ausreichend mit Energie versorgt werden. B_1 ist unerlässlich, um Nervenreize zu bilden und weiterzuleiten, die mit dem Immunsys-

tem korrespondieren. **Vitamin B_6** ist wichtig für den Gewebestoffwechsel der Leber und unterstützt die natürliche Ausscheidungsfunktion. Die Mineralstoffe **Eisen, Mangan, Selen** und **Zink** entschärfen als Bestandteile vieler Enzyme reaktionsfreudige Sauerstoffmoleküle, die wir mit der Nahrung aufnehmen oder die beim Stoffwechsel entstehen. Hinzu kommen die Antioxidantien aus dem Pflanzenreich, etwa **Flavonoide**, die zudem das Risiko für einen Herzinfarkt mindern.
Saponine, die Geschmacksstoffe in den Hülsenfrüchten, steigern die Antikörperproduktion der Immunzellen. Außerdem binden und schwemmen sie Cholesterin aus. Unterstützt werden sie dabei von den **Ballaststoffen**, die in Hülsenfrüchten naturgemäß reichlich vorhanden sind. Sie fördern die Darmtätigkeit und die Ansiedelung nützlicher Bakterien und senken das Risiko für Arteriosklerose.

▶ Gut zu wissen: Grüne und braune Linsen haben eine höhere Nährstoffdichte als die roten Linsen, sind also als besonders vollwertige Kost zu empfehlen.

Mango

Die aromatisch duftende Mango gilt als Königin der Tropenfrüchte. Hierzulande gibt es grüne, gelbe, orangefarbene oder rote Mangos.

Mangos enthalten enorm viel **Betakarotin**, das nicht nur als Vorstufe zu dem zellschützenden Vitamin A für unsere Immunabwehr wichtig ist.

In dieser Form als Vorstufe ist es auch antioxidativ am Werk: Gemeinsam mit **Vitamin E** schützt es die Haut vor intensiven UV-Strahlen und verhindert so, dass sie vorzeitig altert. Betakarotin übernimmt in seiner Eigenschaft als sekundärer Pflanzenstoff weitere wichtige Schutzfunktionen im Organismus. Es hemmt die Vermehrung von Tumorzellen, verhindert die Zerstörung von Zellen durch freie Radikale und fördert die Produktion von Abwehrzellen. Das in Mangos ebenfalls reichlich vorhandene **Vitamin C** hält die Arterienwände von Ablagerungen frei.
Die löslichen Fasern in der Tropenfrucht senken das Risiko für Herzkrankheiten, Schlaganfall und Bluthochdruck, indem sie regulierend auf die Blutfette wirken. Die unlöslichen **Ballaststoffe** vermindern das Risiko, an Darmkrebs zu erkranken.

▶ Gut zu wissen: Bei empfindlichen Menschen können Mangos allergische Hautreaktionen hervorrufen.

Mangold

An Mangold schätzt man die tiefgrünen krausen Blätter und nicht die Wurzel – obwohl das Gemüse zur Familie der Rüben gehört.

Mangold ist mit **Betakarotin** und **Vitamin C** bestens ausgestattet – starken Antioxidantien, die es in unserem Organismus mit den zerstörerischen freien Radikalen aufnehmen. Unterstützt werden sie dabei von **Saponinen**, die ebenfalls jene gefährlichen Stoffe dingfest machen,

die unsere Darmzellen schädigen und zu Krebs führen können. Das Immunsystem profitiert zudem von dem Eiweiß im Mangold, das die wichtige Aminosäure **Betain** enthält. Sie stärkt nicht nur die Abwehrkräfte, sondern wirkt auch antibakteriell und unterstützt die Fettverdauung von Leber und Galle.
Ein weiterer Pflanzenstoff, das schwefelhaltige **Raphanol**, wirkt ebenfalls antibiotisch und hat schleimhautschützende Eigenschaften.

▶ Gut zu wissen: Bei rheumatischen Beschwerden, Gicht oder Nierenschwäche sollten Sie Mangold wegen der darin enthaltenen Oxalsäure nur in kleinen Mengen verzehren.

Meerrettich

Die Wurzel dieses Kreuzblütlers wird wegen ihres scharfen Geschmacks in erster Linie als Gewürz und weniger als Gemüse gegessen.

Die **Senföle** im Meerrettich sind schwefelhaltige Verbindungen. Ihre Abbauprodukte tragen dazu bei, das Krebsrisiko zu reduzieren, den Cholesterinspiegel zu senken und uns vor Infektionen zu schützen.
Bereits beim Verzehr von kleinen Mengen der Wurzel geraten Senföle in wirksamer Konzentration beispielsweise in die Harnwege oder den Atemtrakt. Hier klinken sich Wirkstoffe wie Benzyl-Isothiozyanat direkt in den Stoffwechsel von Bakterien, Viren und Pilzen ein und verhindern so deren Vermehrung.

Durch den enormen Gehalt an **Vitamin C** liefert Meerrettich der Körperabwehr zusätzlichen »Kraftstoff«. Das Antioxidans ist als Radikalfänger aktiv und direkt an der Bildung von Antikörpern beteiligt. Außerdem hilft Vitamin C jene chemischen Reize auszulösen, die die Fresszellen in Richtung der Erreger in Bewegung setzen. Altbekannt ist die schleimlösende und entkrampfende Eigenschaft von Meerrettich bei Blasenentzündungen oder Erkältungen.

▶ Gut zu wissen: Erst durch Zerreiben oder Erhitzen werden die antibiotischen Stoffe wirksam.

Melone

Melonen gehören zu den Kürbisgewächsen und sind randvoll mit bioaktiven Stoffen.

Das **Betakarotin** in den Melonen verhindert, dass Krankheitserreger überhaupt Fuß fassen können, da es die natürliche Schleimhautbarriere unserer ersten Abwehrfront feucht und intakt hält. Die **Karotinoide** in den Melonen verfügen über starke antioxidative Kräfte. Sie schützen unseren Körper vor den Folgen, die durch den Angriff der schädlichen Sauerstoffmoleküle entstehen. Auch die vorzeitige Hautalterung wird den freien Radikalen angelastet. **Lykopin**, der rote Karotin-Farbstoff in der Wassermelone, bewahrt uns vor sonnenbedingten Hautrötungen. Im Verdauungstrakt verhindert der Biostoff die Umwandlung von Nitritsalzen in krebserregende Nitrosamine.

Vitamin C, der antioxidative Klassiker, schützt unsere Körperzellen und Blutgefäße vor aggressiven Zellgiften. In den Kernen der Melonen stecken weitere Radikalfänger: **Vitamin E, Selen, Zink** und **essenzielle Fettsäuren.** Das günstige Verhältnis von Kalium zu Natrium (wegen des hohen Wasseranteils in den Melonen) hilft dem Körper, Giftstoffe schneller loszuwerden.

▶ **Gut zu wissen:** Im Sommer ist die Melone ein beliebter Durstlöscher. Der Verzehr von großen Mengen kann aber zu Durchfall und Bauchkrämpfen führen.

Möhren

Das Antioxidans Betakarotin macht das altgediente Wurzelgemüse zu einem Nahrungsmittel der Extraklasse.

Die **Betakarotine** in den Möhren sind für unser Immunsystem das A und O. Die antioxidativen Substanzen stärken die Zellen in den Darmschleimhäuten und dem Immunsystem. Sie neutralisieren schädliche Sauerstoffmoleküle, aktivieren natürliche Killerzellen, beugen Krebs und Herzerkrankungen vor.
Unser Körper wandelt das Betakarotin in Vitamin A um. In dieser Form stärkt es die Sehkraft und fördert die ständig notwendige Regeneration von Haut und Schleimhäuten – den natürlichen Schutzbarrieren gegen schädliche Einflüsse von außen.
Die beim Verzehr von rohen Möhren im Darm freigesetzten **ätherischen Öle** und Farbstoffe können Ein-

geweidewürmer regelrecht in die Flucht schlagen. Schonend gedünstete Möhren hingegen fördern die Ansiedlung lebenswichtiger Mikroorganismen im Darm.
Ballaststoffe wiederum bringen den Darm in Schwung und senken den Cholesterinspiegel.

▶ Gut zu wissen: Die Karotine werden erst durch Erhitzen, feines Raspeln oder Pürieren freigesetzt und können unter Zugabe von etwas Fett leichter vom Körper aufgenommen werden.

Nüsse

Nüsse enthalten reichlich bioaktive Stoffe – das gilt für die bei uns heimischen Nüsse ebenso wie für ihre exotischen Verwandten.

Ellagsäure, die vor allem in Walnüssen vorkommt, schützt die Hornhaut der Augen vor Oxidation und damit vor Grauem Star. Sie macht krebsauslösende Substanzen unschädlich und hindert bösartige Zellen daran, sich zu vermehren. Außerdem fördert sie die Entgiftungsleistung der Leber, sodass mögliche krebserregende Stoffe schneller ausgeschieden werden.
Ungesättigte Fettsäuren in den Nüssen schützen die Gefäße vor gefährlichen Ablagerungen, indem sie das Blut flüssig und die Adern geschmeidig halten. Sie lindern rheumatische Entzündungen und lassen Ekzeme schneller abklingen. Außerdem mindern sie das Risiko für Herzerkrankungen, indem sie die Blutfette in Balance bringen.

Vitamin E baut einen inneren Schutzschild gegen schädliche UV-Strahlung, die für die Bildung zellschädigender freier Radikale verantwortlich ist. Außerdem wirkt Vitamin E blutverdünnend, sodass einer Thrombose vorgebeugt wird. Die **B-Vitamine** in den Nüssen sind wichtig für Funktion von Gehirn und Nerven.

▶ Gut zu wissen: Walnüsse haben von allen Gemüsen und Früchten den höchsten Gehalt an Ellagsäure.

Olivenöl

Im Mittelmeerraum ist das leicht verdauliche Öl seit Jahrtausenden ein erprobtes Heilmittel, vor allem bei Leber- und Gallenbeschwerden.

Die **ungesättigten Fettsäuren** im Olivenöl sind für den Zellaufbau wichtig. Sie können die Bildung von Zytokinen in unserem Körper bewirken, die wiederum Tumorzellen zerstören.
An der Abwehr von Herz-Kreislauf-Erkrankungen sind die antioxidativ wirkenden **Polyphenole** beteiligt. Sie bekämpfen aggressive freie Radikale und sorgen dafür, dass sich die Blutgefäße flexibler auf den Blutfluss einstellen und das Blut besser zirkulieren kann.
Andere Pflanzenstoffe, die **Phytosterine**, sind regelrechte »Cholesterinblocker«, indem sie in der Darmwand Aufnahmestellen für das Cholesterin besetzen. Olivenöl hat von allen Ölen den höchsten Anteil an einfach ungesättigten Fettsäuren, darunter vor allem solche, die der Körper nicht selber bilden kann. Er braucht diese Fett-

säuren, um Gewebshormone zu produzieren, die im Organismus anregend oder hemmend wirken.
Im Jahr 2005 haben Forscher im Olivenöl die bioaktive Substanz **Oleocanthal** entdeckt, die Schmerzen lindern und Entzündungen unterdrücken kann.

▶ Gut zu wissen: Naturbelassenes Olivenöl wirkt sich positiv auf die Regulation der Blutfette aus. Es senkt das »schlechte« LDL-Cholesterin, das im schlimmsten Fall zu einem Herzinfarkt führen kann. Das gefäßschützende HDL-Cholesterin bleibt dagegen erhalten.

Orange

»Apfelsine« bedeutet »Apfel aus China« (Sina ist der alte Name Chinas) – denn dort wurde das Obst bereits vor 4000 Jahren kultiviert.

Die in der Orange enthaltenen bioaktiven Pflanzenstoffe **Limonin, Limonen** und **Hesperidin** machen Krankheitskeimen das Leben schwer, wirken krebsvorbeugend und mindern das Risiko für Herzerkrankungen. Außerdem sind sie in der Lage, freie Radikale abzufangen. Das blutfettsenkende **Beta-Sitosterin** kann die Entwicklung von Prostata-Tumoren stoppen. **Karotinoide** hemmen zudem Entzündungsprozesse, die Gelenke zerstören können.
Flavonoide im Fruchtfleisch und den weißen Zwischenhäutchen erhöhen die biologische Wirksamkeit von Vitamin C und verstärken seine positive Wirkungen auf den Cholesterinspiegel und den Blutdruck. Mit Blut-

orangen nehmen wir zusätzlich dunkelrote Pflanzenfarbstoffe **(Anthozyane)** auf, die Bakterien vernichten und das Blut flüssig halten.

Vitamin C sucht nach marodierenden Sauerstoffmolekülen, um sie dingfest zu machen. Außerdem fördert es die Produktion von Abwehrzellen, die Resorption von Eisen und Folsäure, hemmt die Bildung krebserregender Nitrosamine im Magen, heilt beschädigte Zellen und unterstützt die Wundheilung.

▶ Gut zu wissen: Essen Sie die hellen Zwischenhäutchen der Orangen mit, damit Ihnen die darin enthaltenen wertvollen Inhaltsstoffe nicht verloren gehen.

Papaya

Die ideale Kombination von Antioxidantien in der Papaya macht die »Baummelone« zu einem wunderbaren Immun-Turbo!

Die Enzyme in der Papaya, das bekannteste davon ist **Papain**, kurbeln die Aktivität der großen Fresszellen und der natürlichen Killerzellen an. Eindringlinge können so schneller vernichtet werden. Außerdem machen sie Krebszellen für die körpereigene Abwehr erkennbar und aktivieren ein krebszerstörendes Molekül (den Tumor-Nekrose-Faktor). Die Enzyme sorgen dafür, dass überflüssiger Schleim und tote Gewebezellen schneller abgebaut werden und so Schwellungen, Schmerzen und Entzündungen bei Sportverletzungen oder Arthritis eher abklingen. Außerdem erleichtern sie

die Verdauung, indem sie das Nahrungseiweiß in seine Bestandteile zerlegen.
Vitamin C und **E** sowie die **Karotinoide** arbeiten als Radikalfänger daran, die Wände unserer Blutgefäße frei von Ablagerungen zu halten, die den Blutfluss behindern oder sogar unterbrechen. Unterstützt werden sie dabei von **Magnesium**, das die Durchlässigkeit der kleinen Blutgefäße verbessert und so die Beweglichkeit der Fresszellen gewährleistet.

▶ Gut zu wissen: Die grünen, unreifen Papayas enthalten weit mehr an essenziellen Aminosäuren als die reifen Früchte.

Paprika

Ob grün, gelb oder rot – der außergewöhnliche Kraftstoffmix des Nachtschattengewächses bringt unsere Abwehrkräfte auf Vordermann.

Die geballte Ladung an Antioxidantien in der Paprika, vor allem **Vitamin C**, schützt unseren Körper vor freien Radikalen. Besonders wirkungsvoll sind zwei für die Paprika typische **Karotinoide**: **Lutein** und **Zeaxanthin**. Sie geben der Paprikaschote ihre leuchtende Farbe und sorgen für die Gesundheit unserer Augen: Unser Körper baut mit ihrer Hilfe eine Art Sonnenschutzfilter, der UV-Strahlen absorbiert und die Netzhaut vor aggressiven freien Radikalen schützt. Sollten dennoch Strahlen ins Auge gelangen, binden die Karotinoide die schädlichen Sauerstoffmoleküle an sich und machen sie unschädlich.

Capsaicin, ein Antioxidans, das in den Kernen und den hellen Adersträngen steckt, verleiht den Schoten den typischen bitter-scharfen Geschmack und unterstützt das Immunsystem, indem es Viren und Bakterien abwehrt, entzündungshemmend und schleimhautschützend wirkt und das Blut dünnflüssig hält.
Verdauungsfördernde **Ballaststoffe** erleichtern den im Darm befindlichen Abwehrzellen die Arbeit.

▶ Gut zu wissen: Grüne Paprika sind unreif geerntete Früchte, andersfarbige Paprika sind ausgereift und enthalten besser auswertbare Vitalstoffe.

Pflaumen

Pflaumen gehören wie Zwetschgen und Mirabellen zur Familie der Rosengewächse.

Mit dem Verzehr von Pflaumen tragen wir dazu bei, dass Darmwandzellen eine schützende Barriere gegen unerwünschte Bakterien bilden und spezielle Immunzellen im Darm auf schädliche Einflüsse reagieren können.
Die unverdaulichen Stoffe in den Früchten sind hierbei in doppelter Hinsicht hilfreich: Lösliche **Ballaststoffe** verhindern, dass cholesterinhaltige Gallenflüssigkeit in die Blutbahn gelangt. Auf diese Weise beeinflussen sie die Blutfettwerte positiv und beugen Herzerkrankungen vor. Die unlöslichen Fasern der Pflaumen mindern die Gefahr von Verstopfung, Hämorrhoiden und sogar von Darmkrebs. Auch das **Magnesium** in den Pflaumen hat

stuhlregulierende und abführende Eigenschaften. Als Anti-Stress-Mineral ist es zudem ein wichtiger Immunhelfer, ebenso wie die **Vitamine der B-Gruppe**, die unter anderem unser Nervenkostüm stärken.
Die **Karotinoide** sowie **Vitamin C** und **E** sind als Antioxidantien am Werk, ebenso die blauroten Farbstoffe, die **Anthozyane.** Sie halten den Cholesterinspiegel niedrig, hemmen Entzündungen und beugen Krebs vor. Die Früchte sind außerdem sehr natriumarm, was sich entlastend auf Kreislauf, Nieren und Leber auswirkt.

▶ Gut zu wissen: Ungeschwefelte Trockenpflaumen enthalten viele Inhaltsstoffe in konzentrierter Form. Sie werden gegen Verstopfung und bei Hämorrhoidenleiden eingesetzt.

Rapsöl

Das Öl aus der goldgelb blühenden Kulturpflanze enthält abwehrstärkende Omega-3-Fettsäuren.

Neben Seefisch ist Rapsöl die wichtigste Quelle für die entzündungshemmende und abwehrstärkende **Omega-3-Fettsäure.** Günstig wirkt sich das Verhältnis von Omega-6- zu Omega-3-Fettsäuren im Rapsöl aus. Die Omega-3-Fettsäuren sind in unserem Körper die Gegenspieler zu den **Omega-6-Fettsäuren** – von denen nicht zu viel vorhanden sein sollen. Andernfalls verursachen sie Blutgerinnsel und schicken Heerscharen von Antikörpern los, um gesundes Gewebe anzugreifen und eine

Entzündung auszulösen. Bei einem ausbalancierten Fettsäuremuster wie im Rapsöl bremsen die Omega-3-Fettsäuren die Omega-6-Fettsäuren aus und verringern somit das Risiko für Herzkrankheiten und andere chronische Leiden.

Vitamin E verhindert, dass Blutfette wie das LDL-Cholesterin oxidieren und sich in den Gefäßwänden festsetzen. Gemeinsam mit **Betakarotin**, der Vorstufe zu Vitamin A, sorgt es für die Beweglichkeit der weißen Blutzellen beim Angriff auf Bakterien.

▶ Gut zu wissen: Aufgrund des hohen Gehalts an einfach ungesättigten Fettsäuren und der Zusammensetzung der Fettsäuren ist Rapsöl hocherhitzbar (bis zu 200 °C).

Rettich

Rettich und Radieschen – beides Gewächse der Kreuzblütler-Familie – sind exzellente Kämpfer gegen die Feinde unseres Körpers.

Die ätherischen **Senföle** im Rettich sind enzymatische Abbauprodukte der geruchs- und geschmacksgebenden Glukosinolate, die erst beim Zerkleinern der Pflanzen freigesetzt werden. Diese schwefelhaltigen Verbindungen regen die Verdauungssäfte an, töten Bakterien, Viren und Pilze ab und wirken harntreibend und schleimlösend bei Bronchitis, Husten und Heiserkeit. Durch das »Reinigen« des inneren Systems werden reichlich Reizstoffe ausgeschwemmt.

Die durchblutungs- und kreislauffördernden Effekte von Rettich sind ebenfalls hilfreich. Für eine gute Durchblutung des Gewebes sorgt insbesondere die **Folsäure**, die auch bei der Produktion von Antikörpern zur Abwehr von Infektionen mitwirkt.
Junger Rettich enthält doppelt so viel **Vitamin C** wie die Zitrone. Zusammen mit **Eisen, Selen, Zink** und den Pflanzenstoffen **Betakarotin** sowie den **Phenolsäuren** im Rettich hält es freie Radikale davon ab, irreparable Schäden in Körperzellen und an den Organen anzurichten.

▶ Gut zu wissen: Essen Sie den Rettich möglichst roh, ohne Salz, denn dieses zerstört die ätherischen Öle und damit einen erheblichen Teil der Heilwirkung. Auch beim Kochen verflüchtigen sich seine wertvollen Inhaltsstoffe.

Rote Bete

Diese Rübensorte gilt seit jeher als appetitanregend, verdauungsfördernd und entgiftend.

Von den Rote-Bete-Vitaminen ist **Folsäure** die schwergewichtigste Vertreterin. Dieses B-Vitamin ist unter anderem an der Bildung von Antikörpern beteiligt. Der Farbstoff **Betanin** regt die Leber und damit den Gallenfluss an, er stärkt die Immunzellen und hat antibakterielle Eigenschaften. **Flavonoide** wie die Pflanzenfarbstoffe **Rutin** und **Anthozyan** hemmen Entzündungen, wehren krebserregende Stoffe ab, stärken die Gefäßwände und schützen vor Herzerkrankungen.

Eisen braucht unser Körper, um rote Blutkörperchen zu bilden und Sauerstoff zu transportieren. Der Mineralstoff hält zudem die T-Zellen beweglich und beschleunigt die Immunreaktion. **Mangan** schützt den Körper vor Schäden durch freie Radikale und unterstützt die Entgiftungsleistung der Leber.
Für ein gesundes Herz und eine gute Verdauung sorgen die unverdaulichen Pflanzenfasern der Roten Bete. Aus den **Ballaststoffen** bezieht unser Körper **Silizium**. Dieses Spurenelement stärkt die Knochen, entgiftet unser Gehirn von Schwermetallen, wie zum Beispiel Aluminium, und neutralisiert radioaktive Strahlen.

► Gut zu wissen: Kaufen Sie bevorzugt kleine Rüben, möglichst aus biologischem Anbau – sie haben einen geringeren Gehalt an Nitraten.

Sanddorn

In den korallenroten Beeren des Ölweidengewächses sammelt sich weit mehr Vitamin C an als in Zitronen.

Die antioxidativ wirkenden **Vitamine C** und **E** tragen im Verbund mit bioaktiven Pflanzenstoffen wie **Karotinoiden** und **Flavonoiden** dazu bei, die Zerstörung von Zellen, Geweben und DNS durch freie Radikale und aggressive Sauerstoffverbindungen zu verhindern. Sie beugen damit einer Arteriosklerose, einem Herzinfarkt oder Schlaganfall und dem Grauen Star vor. Die im Sanddorn enthaltenen Mineralien **Kalzium, Magnesium,**

Zink, Kupfer und **Molybdän** haben eine ähnlich prophylaktische Wirkung: Sie sind, zusammen mit Vitaminen, Enzymen und Hormonen, für den Aufbau und die Aktivität von Abwehrzellen zuständig.
Günstig ist die Konstellation von **B-Vitaminen** in den Beeren. Neuere Studien lassen erkennen, dass zum Beispiel die **Vitamine B_6** und **B_{12}** sowie **Folsäure** im Sanddorn hohe Homozysteinspiegel senken können. Homozystein gilt als Risikofaktor für die Entstehung der Arteriosklerose, da es die Gefäßwände schädigt.
Die Öle im Fruchtfleisch und in den Kernen der Sanddornbeeren unterstützen die Abwehr- und Schutzmechanismen der Haut und schützen sie vor UV-Strahlen.

▶ Gut zu wissen: Sanddornöl werden antibakterielle, antioxidative, entzündungshemmende, cholesterin- und blutdrucksenkende Eigenschaften zugeschrieben.

Seefisch

Fette Seefische wie Makrele, Hering, Lachs oder Thunfisch enthalten wertvolle Stoffe zum Schutz der Gesundheit: Omega-3-Fettsäuren.

Omega-3-Fettsäuren, die mehrfach ungesättigten Fettsäuren, die unser Körper nicht selbst herstellen kann, sind unentbehrlich für die Entwicklung der Gehirnfunktion und die Immunabwehr. Die fetten Öle der Seefische senken den Anteil schädlicher Blutfette, erhöhen den Anteil des guten HDL-Cholesterins und verhindern gefährliche Ablagerungen in den Blutgefäßen. Schließ-

lich kräftigen sie den Herzmuskel und beugen auf diese Weise Herzinfarkt und Schlaganfall vor. Außerdem senken Omega-3-Fettsäuren das Risiko von Krebs, Rheuma und allergischen Reaktionen.
Seefisch versorgt uns zusätzlich mit abwehrstärkenden Substanzen, darunter die »Klassiker« **Vitamin A** und **E** sowie die Mineralstoffe **Selen** und **Zink**. Auch das stoffwechselaktivierende **Jod** im Seefisch gehört dazu. Es kann als Radikalfänger entzündlich-degenerative Erkrankungen mildern und die »Killeraktivität« von speziellen weißen Blutkörperchen verbessern.

► **Gut zu wissen:** Je dunkler das Fleisch des Fisches, desto mehr Omega-3-Fettsäuren sind darin enthalten.

Sellerie

Das Wurzelgemüse ist ein wahres Multitalent: Es wirkt beruhigend, blutdrucksenkend, blutreinigend, entgiftend und hustenmildernd.

Ätherische Öle im Sellerie wirken entzündungshemmend und desinfizierend auf die Schleimhäute. Sie machen Bakterien und Pilze in Mund, Rachen und Magen sowie in den Harnwegen und im Darm unschädlich. In der Leber und im Darm erhöhen sie die Aktivität von entgiftenden Enzymen und können so Krebszellen daran hindern, sich im Körper auszubreiten.
US-Forscher haben im Stangensellerie die Substanz **Phthalid** ausgemacht, die entspannend auf die Arterienmuskeln wirkt und den Blutdruck reguliert.

Phenolsäuren im Sellerie hemmen die Wirkung hormonähnlicher Substanzen, von denen man annimmt, dass sie das Wachstum von Tumorzellen vorantreiben. Antioxidantien wie **Betakarotin, Vitamin C** und **E** entschärfen überflüssige und gefährliche Sauerstoffmoleküle. Unterstützt werden sie dabei von den **Vitaminen B_5** und **B_6**.
Kalium sorgt mit seinen entwässernden Eigenschaften dafür, dass Schadstoffe und überschüssige Säuren leichter aus dem Körper geschwemmt werden.

▶ Gut zu wissen: Sellerie kann bei empfindlichen Menschen allergische Reaktionen hervorrufen. Außerdem kann es zu Wechselwirkungen mit Johanniskraut und Antibiotika kommen.

Shiitake

Was die Stärkung der körpereigenen Abwehrmechanismen angeht, stellt der rötlich-braune Speisepilz Shiitake alle anderen Pilzsorten in den Schatten.

Lentinan ist ein Polysaccharid (Mehrfachzucker) im Shiitake, das ein Heer von Abwehrzellen mobilisiert. Diese machen nicht nur Bakterien und Influenza-Viren unschädlich, sondern lösen die Produktion von Krebskillern wie dem Zellhormon Interferon aus, die Tumorzellen schrumpfen lassen und womöglich auch das HI-Virus stoppen können. An der Krebsabwehr ist die Aminosäure **Thioprolin** beteiligt, die nur in getrockne-

ten oder gekochten Shiitakepilzen vorkommt. Dieser Wirkstoff ist beispielsweise imstande, krebserregende N-Nitrose-Verbindungen zu blockieren.
Immunstärkend in Shiitake-Pilzen sind auch andere Aminosäuren, allen voran **Eritandenin**, das den Cholesterinspiegel senkt, die Bildung von Blutgerinnseln hemmt und damit einem Herzinfarkt oder Schlaganfall vorbeugt. Der Verzehr von Shiitake senkt zudem das Risiko von Autoimmunkrankheiten wie rheumatischer Arthritis, Diabetes und Multipler Sklerose.

▶ Gut zu wissen: Der Verzehr von frischem Shiitake kann bei empfindlichen Menschen einen Hautausschlag hervorrufen. Wenn Sie die Pilze kochen oder braten, werden dabei die dafür verantwortlichen Substanzen zerstört.

Sojabohnen

Sojabohnen sind nicht nur optimale Proteinlieferanten, sondern enthalten auch doppelt so viel Mineralstoffe wie andere Hülsenfrüchte.

Sojabohnen senken den Cholesterinspiegel – dafür sorgen unter anderem die Öle und Fette wie **Linol- und Linolensäure** und ein hoher Anteil an **Lezithin**, das die Nerven stärkt, die Gehirndurchblutung verbessert und die Arterien frei von schädlichen Ablagerungen hält. An der Vorbeugung vor Arteriosklerose arbeiten auch bioaktive Substanzen wie zum Beispiel **Saponine, Phytosterine** und **Ballaststoffe.**

Als krebshemmend erweisen sich die in Sojabohnen enthaltenen **Phytoöstrogene** Genistein und Daidzein. Sie unterbinden die Neubildung von Blutgefäßen, so dass diese ab einer bestimmten Größe nicht mehr mit Nährstoffen versorgt werden und verkümmern. Studien haben ergeben, dass auch die **Proteine** der Sojabohne krebsschützende Wirkung haben. Bei Frauen senken sie das Risiko für Brustkrebs, beim Mann für Prostatakrebs. Pflanzenstoffe in der Sojabohne, die eiweißspaltende Enzyme blocken, sind über ihre Anti-Krebs-Wirkung hinaus auch imstande, Viren unschädlich zu machen.

▶ Gut zu wissen: Vorsicht bei Problemen mit der Schilddrüse – die in Soja enthaltenen Phytoöstrogene können Jod binden.

Spargel

Das Liliengewächs ist das ideale Frühlingsgemüse – es hilft Winterschlacken und Frühjahrsmüdigkeit loszuwerden!

Die in Spargel vorkommende Aminosäure **Asparagin** regt im Zusammenspiel mit **Kalium** und anderen Biostoffen die Nieren an, wirkt entwässernd, harntreibend und blutreinigend. Die **Vitamine der B-Gruppe** koordinieren eine Vielzahl von Vorgängen im Körper und stimulieren die Produktion von Botenstoffen innerhalb des Immunsystems. Im Spargel steckt besonders viel **Folsäure**. Sie beugt Herzerkrankungen vor, indem sie die

Aminosäure Homozystein reguliert. Hohe Homozysteinwerte schädigen die empfindlichen Arterien, die Herz und Gehirn mit Blut versorgen. Folsäure wiederum kann sogar krebserregende Substanzen unwirksam machen.
Spargelstangen enthalten die Radikalfänger **Vitamin C, Betakarotin** und **Vitamin E, Mangan, Zink**, das Protein Glutathion und einige **Flavonoide**. Unverdauliche **Pflanzenfasern** des Spargels halten den Darm in Schwung, befördern Giftstoffe und Cholesterin aus dem Verdauungstrakt und ermöglichen die Ansiedlung erwünschter Darmbakterien.

▶ Gut zu wissen: Nach dem Verzehr von Spargel kann der Urin einen schwefligen Geruch annehmen. Für diesen harmlosen Effekt ist ein Abbauprodukt der Asparaginsäure verantwortlich.

Spinat

Das grüne Blattgemüse ist eine der besten Quellen für abwehrstärkende Naturstoffe.

Karotine im Spinat fördern die Produktion von natürlichen Killerzellen und virustötenden Lymphozyten. Zusammen mit Vitamin E und weiteren Pflanzenfarbstoffen wirken sie Krebsauslösern entgegen. **Vitamin E** nutzt der Körper, um ein wirksames Immunprotein zu produzieren. Gemeinsam mit **Vitamin A** sorgt **Vitamin B** für die Beweglichkeit der weißen Blutzellen beim Angriff auf Bakterien. **Vitamin B_6** hat die Fähigkeit,

Homozystein zu neutralisieren. **Vitamin C** fördert die Produktion von Interferon, das dabei hilft, Viren im Körper zu zerstören.
Folsäure wird für den Aufbau der roten und weißen Blutkörperchen gebraucht. Vitamin C und Vitamin E, **Karotinoide** und **Flavonoide** sind Schutzstoffe im Spinat, die Arteriosklerose, Herzinfarkt, Schlaganfall und Grauem Star vorbeugen. Mineralien wie **Kupfer, Mangan, Selen** und **Zink** wehren als Bestandteil von Enzymen die freien Radikale ab. Bitterstoffe im Spinat, die **Saponine**, erhöhen die Zahl der körpereigenen Killerzellen. Kupfer beeinflusst außerdem die Antikörperbildung.

▶ Gut zu wissen: Rheuma-, Gicht- und Nierenkranke sollten Spinat wegen der im Gemüse enthaltenen Oxalsäure nicht in großen Mengen verzehren, auch wenn neuere Züchtungen jetzt weniger Oxalsäure enthalten. Aufgrund seines Nitratgehaltes sollten Sie Spinat möglichst nicht wieder aufwärmen.

Tomate

Das Nachtschattengewächs beugt Herzerkrankungen vor, schützt vor Krebs – und regt das Immunsystem an.

Die Karotine in den Tomaten aktivieren die Fresszellen. Lykopin zum Beispiel, das die Früchte rot färbt, regt die Bildung von T-Helferzellen an und erhöht die Zahl der natürlichen Killerzellen. Außerdem schützt **Lykopin** die Außenwände der Körperzellen und Substanzen in der

Zelle, die sogenannten Organellen. Das stärkt die Zellen gegen Angriffe von Bakterien, Pilzen und Viren sowie vor Umweltgiften und vermindert die Krebsgefahr. In den Blutgefäßen blockiert Lykopin die Bildung aggressiver Sauerstoffverbindungen und senkt das Risiko von Arteriosklerose. Unter den Karotinoiden hat Lykopin die stärkste antioxidative Wirkung.
Betakarotin, das auch reichlich in gelben Tomatensorten vorkommt, wirkt als Antioxidans und schützt zudem vorgeschädigte Zellen vor der Umwandlung in Krebszellen, **Flavonoide** und **Phenolsäuren** in der Tomate können Pilze und Bakterien direkt abwehren. Weitere immunstärkende Schutzstoffe sind **Vitamin C, Vitamin E** und **Selen**. Die roten und gelben Früchte liefern uns viel **Folsäure** – diese beugt Herzproblemen vor, die durch einen zu hohen Homozysteinspiegel im Blut entstehen.

▶ Gut zu wissen: Gekochte Tomaten besitzen mehr von dem immunstärkenden Lykopin als die rohe Frucht.

Trauben

Blaue, rote und weiße Trauben sind auch in Form von Saft voll mit Immun-Turbos.

Die **Flavonoide** in den Trauben sind imstande, freie Radikale unschädlich zu machen und die Zellen sowie die Erbsubstanz vor schädlichen Oxidationen zu schützen. Besonders schlagkräftige Antioxidantien sind die **Anthozyane**, die Farbstoffe in den blauen und roten Trauben, sowie das **Querzetin**. Sie beugen Herz- und

Kreislauferkrankungen vor, indem sie unter anderem die kleinsten Haargefäße und Verzweigungen der Blut- und Lymphgefäße stärken. Unterstützt werden die Flavonoide von dem Biostoff **Resveratrol**. Quercetin ist zudem als Virenkiller am Werk.
Die **Ellagsäure** in den Trauben entlastet das Immunsystem, indem sie krebsauslösende chemische Reaktionen stoppt. Die Anthozyane wiederum treiben die Entgiftung der Leber voran und binden schädigende Substanzen an sich. An der Abwehrleistung des Körpers gegen Infektionen und gewisse Krebszellen ist auch **Vitamin B_6** beteiligt. Das B-Vitamin sorgt außerdem dafür, dass unsere Haut und Mundschleimhaut – die erste Barriere gegen Eindringlinge – gesund bleibt.

▶ Gut zu wissen: Traubensaft, der durch Erhitzen hergestellt wird, enthält Flavonoide nur in geringen Mengen. Höher ist der Flavonoidgehalt dagegen beim Wein, der durch Vergären der Früchte und Stängel gewonnen wird.

Truthahn

Der mehrere Kilogramm schwere Truthahn ist – ohne Haut verzehrt – ein kulinarisches Leichtgewicht, was den Fettgehalt und die Bekömmlichkeit angeht.

Vitamin B_3 hilft dem Körper, Kohlenhydrate und Fette leichter abzubauen. Es arbeitet am Zellstoffwechsel mit und unterstützt Enzyme, die für ein gesundes Blut verantwortlich sind. **Vitamin B_6** fördert die Abwehrleistung des Körpers gegen Infektionen und gewisse Krebszellen. **B_6** und **B_{12}** senken gemeinsam den Homozysteinspiegel und vermindern damit das Risiko für die Entstehung von Arteriosklerose. Vitamin B_{12} stärkt zusammen mit Eisen die Abwehrkräfte bei Erkältungen und Infektionen. Das **Eisen** aus Geflügel, auch »Hämeisen« genannt, kann unser Körper übrigens besser aufnehmen als Eisen pflanzlichen Ursprungs.

Selen verbessert unter anderem die Fähigkeit der weißen Blutzellen, krank machende Eindringlinge unschädlich zu machen. **Zink** hingegen, in Putenfleisch reichlich zu finden, ist im Zusammenspiel mit Enzymen an nahezu allen immunologischen Reaktionen beteiligt. Truthahn ist außerdem eine gute **Eiweißquelle**, denn sein Fleisch enthält alle essenziellen Aminosäuren, die unser Organismus dringend braucht.

▶ **Gut zu wissen:** Geflügelfleisch muss mindestens zehn Minuten lang über 80 Grad erhitzt werden, damit Mikroorganismen wie Salmonellen keine Lebensmittelvergiftung auslösen können.

Weißkraut

Für die alten Römer war das weiße Kraut ein Allheilmittel, das bei Kopfschmerzen und Geschwüren Verwendung fand.

Das in Weißkraut enthaltene **Vitamin C**, das sich erst beim Kochprozess bildet, ist einer der wichtigsten Radi-

kalfänger im Körper. Für eine Stärkung des Immunsystems sorgen außerdem **Vitamin E, Betakarotin, Selen** und **Zink** sowie eine Vielzahl bioaktiver Stoffe.
Pflanzenstoffe wie **Chlorophyll, Flavonoide** und **Phenole** verhindern die Entstehung von Brust-, Prostata- und Dickdarmkrebs, indem sie die natürliche Abwehr stimulieren und die Entgiftung forcieren. **Glukosinolate** beispielsweise, die schwefelhaltigen Verbindungen, die dem Kohl den typischen Geschmack verleihen, haben eine entgiftende Wirkung bei Leber-, Lungen- und Nierenleiden – und sie vereiteln die Umwandlung von Nitrat in krebserregendes Nitrosamin. **Indole** bauen eine Brustkrebs auslösende Form von Östrogen ab.
Weißkohl, der eine bakterielle Gärung durchlaufen hat (Sauerkraut), soll ebenfalls krebsvorbeugend wirken.
Selen unterstützt die Produktion von Antikörpern und hilft bei der Entgiftung von Schwermetallen wie Quecksilber, Cadmium und Silber, die die Abwehrzellen schädigen können.
Bei Magengeschwüren, Magenschmerzen und saurem Aufstoßen ist **Gefarnat** wirksam, eine Substanz, die besonders im rohen Kohl vorkommt. Sie stimuliert die Zellen der Magenwand, eine Schutzschicht aus Schleim aufzubauen. Auch die Aminosäure **Methionin** schützt die Schleimhaut von Magen und Darm. Die mit dem Weißkraut aufgenommenen **Ballaststoffe** wirken entgiftend, da durch sie der Nahrungsbrei und die darin enthaltenen Toxine schneller den Darm passieren.

▶ **Gut zu wissen:** Während bei allen anderen Gemüsearten gesundes Vitamin C durch das Garen mehr oder weniger verloren geht, bildet es sich bei Weißkohl erst beim Kochen.

Zitrone

Die gelben Zitrusfrüchte strotzen nur so vor Vitamin C, das uns in der kalten Jahreszeit vor Grippe und Erkältungen schützt.

Vitamin C wird sowohl von den Abwehrzellen, den weißen Blutkörperchen als auch den Gedächtniszellen benötigt. Zusammen mit anderen Antioxidantien sorgt es für den Informationsaustausch mit den Abwehrzellen. Außerdem begünstigt Vitamin C die Aufnahme von Immunhelfern wie Eisen, Kalzium und Folsäure.
Andere Biostoffe in der Zitrone entlasten die Abwehrkräfte, indem sie keimtötend und entwässernd wirken. So etwa **Limonin** und **Limonen**, die antibakterielle und pilzhemmende Eigenschaften besitzen. Als Hauptbestandteile des ätherischen Zitronenöls regen sie den Speichelfluss an und stärken die Leberfunktion, indem sie verdauungsfördernde Enzyme freisetzen.
Die Wirkstoffe in frisch gepresstem Zitronensaft kräftigen die Arterien und Venen, dichten die Gefäßkapillaren ab und erhalten die Elastizität der Blutgefäße. Vitamin C, unterstützt von den Flavonoiden **Rutin** und **Querzetin**, verhindert, dass sich Schlacken an den Gefäßinnenwänden ablagern. Damit beugt Zitrone nicht nur Krampfadern, Hämorrhoiden und Venenentzündungen vor, sondern auch der Arteriosklerose, einem Herzinfarkt oder Schlaganfall.

► **Gut zu wissen:** Trinken Sie Ihr Mineralwasser mit einem Schuss Zitronensaft – so werden die Mineralstoffe für den Körper leichter verwertbar.

Zwiebel

Zwiebeln sind natürliche Antibiotika, die krank machende Bakterien und Viren sowie Pilze und Parasiten außer Gefecht setzen.

Senföle (Glukosinolate) und **schwefelhaltige Verbindungen** (Sulfide), die den Zwiebeln ihren charakteristischen Geruch und Geschmack geben, sind in den Schleimhäuten besonders aktiv. Dort vernichten sie Krankheitskeime, wirken schleimlösend und lassen Entzündungen abklingen. Im Darm kurbeln die schwefelhaltigen ätherischen Öle die Produktion von Verdauungssäften an und machen Darmparasiten das Leben schwer.

Die **Ballaststoffe** in den Zwiebeln halten im Darm die Bakterienbesiedelung im Gleichgewicht, sie binden Abbauprodukte des Stoffwechsels und leiten sie aus.

Die Zwiebelsubstanzen regen im Immunsystem die Aktivität der Killerzellen an, erhöhen das »gute« HDL-Cholesterin und senken außerdem den Triglyzerid-Blutfettspiegel.

Zusammen mit den **Karotinoiden**, die reichlich in roten Zwiebeln vorkommen, schützen sie die Zellen vor den Angriffen der freien Radikale. Sie verbessern die Fließfähigkeit des Blutes, verhindern die Blutverklumpung, halten die Gefäßwände von Ablagerungen frei und beugen damit Herzinfarkt und Schlaganfall vor.

▶ **Gut zu wissen:** Es ist besonders wichtig, die Zwiebel aufzuschneiden, denn nur auf diese Weise werden die gesundheitswirksamen ätherischen Schwefelöle freigesetzt.

Auf einen Blick: Die Inhaltsstoffe der Immun-Turbos

Was macht den Apfel so gesund? Hier finden Sie – zum schnellen Nachschlagen – eine Übersicht über die 50 Immun-Turbos und ihre wichtigsten abwehrstärkenden Wirkstoffe.

Immun-Turbo	Wichtigste Inhaltsstoffe
Ananas	Vitamin A und C, Mangan, Zink, Bromelain
Apfel	Vitamin C und E, Fruchtsäuren, Flavonoide (Querzetin), Ballaststoffe (Pektine)
Artischocke	Vitamin C, Magnesium, Cynarin, Inulin
Banane	B-Vitamine, Vitamin C, Kalium, Magnesium, Mangan
Bohnen	Folsäure, Mangan, Molybdän, Polyphenole, Saponine, Ballaststoffe
Brokkoli	Vitamin B_{12}, Vitamin C und E, Kalium, Molybdän, Kobalt, Karotinoide, Flavonoide, Senföle (Indol und Sulphoraphan)
Fenchel	B-Vitamine (Folsäure), Vitamin C, Eisen, Kalzium, ätherische Öle (Athenol und Fenchem), Betakarotin, Ballaststoffe
Garnelen	Vitamin B_3, Vitamin E, Jod, Selen, Zink, Eiweiß, Omega-3-Fettsäure
Grapefruit	Vitamin C, Karotinoide, Flavonoide (Naringin), ätherische Öle (Limonoiden)
Grünkohl	B-Vitamine (Folsäure), Vitamin C und E, Eisen, Zink, Flavonoide, Senföle, Ballaststoffe

Immun-Turbo	Wichtigste Inhaltsstoffe
Gurke	Vitamin C und E, Kalium, Kupfer, Bitterstoffe, Enzym Peptidase
Hafer	Vitamin B_1, Vitamin E, Magnesium, Eiweiß, Ballaststoffe
Holunder	Vitamin C, Betakarotin, Flavonoide (Querzetin), Lektine, Phenolsäuren, Ballaststoffe
Huhn	Vitamin A, B-Vitamine, Eisen, Selen, Zink, Aminosäuren (Lysin)
Joghurt	Kalzium, Milchsäurebakterien
Johannis-beeren	Vitamin C, Eisen, Kalium, Flavonoide, Phenolsäuren
Kartoffel	Vitamin B_6, Vitamin C, Kalium, Enzym-blocker, Flavonoide, Chlorogensäure, Ballaststoffe
Kirsche	Vitamin C, Betakarotin, Anthozyane, Ellagsäure
Knoblauch	Selen, Allizin, Ajoen
Kresse	Vitamin B_6, Vitamin C und E, Mangan, Eisen, Zink, Senföle, Betakarotin, Bitterstoffe
Lamm	Vitamin A und B_6, Eisen, Selen, Zink, Eiweiß
Lauch	Vitamin C, Zink, Betakarotin, Sulfide, Senföle, Ballaststoffe
Linsen	B-Vitamine (B_1, B_6), Eisen, Mangan, Selen, Zink, Flavonoide, Saponine, Ballaststoffe
Mango	Vitamin C und E, Betakarotin, Ballaststoffe
Mangold	Vitamin C, Betakarotin, Betain, Saponine, Raphanol

Immun-Turbo	Wichtigste Inhaltsstoffe
Meerrettich	Vitamin C, Senföle
Melone	Vitamin C und E, Selen, Zink, Karotinoide (Betakarotin, Lykopin), essenzielle Fettsäuren
Möhren	Betakarotine, ätherische Öle, Ballaststoffe
Nüsse	B-Vitamine, Vitamin E, ungesättigte Fettsäure, Ellagsäure
Olivenöl	ungesättigte Fettsäure, Phenole, Phytosterine, Oleocanthal
Orange	Vitamin C, Flavonoide (Anthozyane), Karotinoide, Limonin, Limonen, Hesperidin, Beta-Sitosterin
Papaya	Vitamin C und E, Karotinoide, Magnesium, Enzyme (Papain)
Paprika	Vitamin C, Capsaicin, Karotinoide (Lutein, Zeaxanthin), Ballaststoffe
Pflaume	B-Vitamine, Vitamin C und E, Magnesium, Flavonoide (Anthozyane), Karotinoide, Ballaststoffe
Rapsöl	Omega-3-Fettsäure, Omega-6-Fettsäure, Vitamin E, Betakarotin
Rettich	Folsäure, Vitamin C, Eisen, Selen, Zink, Betakarotin, Phenolsäuren, Senföle
Rote Bete	Folsäure, Eisen, Mangan, Silizium, Flavonoide (Rutin, Anthozyan), Betanin, Ballaststoffe
Sanddorn	B-Vitamine (B_6, B_{12}, Folsäure), Vitamin C und E, Karotinoide, Flavonoide, Kalzium, Magnesium, Zink, Kupfer, Molybdän

Immun-Turbo	Wichtigste Inhaltsstoffe
Seefisch	Vitamin A und E, Jod, Selen, Zink, Omega-3-Fettsäure
Sellerie	B-Vitamine (B_5, B_6), Vitamin C und E, Kalium, Betakarotin, ätherische Öle, Phthalid, Phenolsäuren
Shiitake	Lentinan, Aminosäuren (Eritandenin, Thioprolin)
Sojabohnen	Linol- und Linolensäure, Proteine, Lezithin, Phytosterine, Phytoöstrogene, Saponine, Ballaststoffe
Spargel	B-Vitamine (Folsäure), Vitamin C und E, Kalium, Mangan, Zink, Asparagin, Betakarotin, Flavonoide, Ballaststoffe
Spinat	Vitamin A, B-Vitamine (B_6, Folsäure), Vitamin C und E, Kupfer, Mangan, Selen, Zink, Flavonoide, Karotinoide, Saponine
Tomate	Folsäure, Vitamin C und E, Selen, Flavonoide, Karotinoide (Betakarotin, Lykopin), Phenolsäuren
Trauben	Vitamin B_6, Flavonoide (Anthozyane, Querzetin), Ellagsäure, Resveratrol
Truthahn	B-Vitamine (B_3, B_6, B_{12}), Eisen, Selen, Zink, Eiweiß
Weißkraut	Vitamin C und E, Selen und Zink, Aminosäuren (Methionin), Betakarotin, Chlorophyll, Flavonoide, Indole, Phenole, Glukosinolate, Gefarnat, Ballaststoffe
Zitrone	Vitamin C, Flavonoide (Rutin, Querzetin), Limonin, Limonen
Zwiebel	Ballaststoffe, Senföle, Karotinoide, Sulfide

Immun-Check: Brauchen Ihre Abwehrkräfte Unterstützung?

Immun-Turbos enthalten eine Vielzahl all jener wichtigen Biostoffe, die das Immunsystem im täglichen Kampf gegen Viren und Bakterien unterstützen. Die Abwehrmechanismen Ihres Körpers werden gestärkt, und Sie sind dadurch weniger anfällig für Infektionen und andere Krankheiten. Die folgende Checkliste zeigt Ihnen, welche Lebensmittel sich bei den verschiedenen gesundheitlichen Beschwerden besonders positiv auf den Organismus auswirken können.

Beschwerde	Hilfreiche Immun-Turbos
Ich bin häufig erkältet.	Ananas, Grapefruit, Haferflocken, Huhn, Johannisbeeren, Knoblauch, Orangen, Papaya, Sanddorn, Zitronen, Zwiebeln
Mein Heuschnupfen macht mir zu schaffen.	Brokkoli, Kirschen, Knoblauch, Kresse, Rote Bete, Papaya, Seefisch, Shiitake, Spinat
Meine Haut ist oft gereizt und entzündet.	Ananas, Artischocken, Brokkoli, Garnelen, Grapefruit, Haferflocken, Holunderbeeren, Huhn, Joghurt, Karotten, Knoblauch, Kresse, Lamm, Linsen, Mango, Mangold, Melonen, Nüsse, Olivenöl, Orangen, Papaya, Rapsöl, Rote Bete, Sanddorn, Seefisch, Spinat, Truthahn, Zitronen
Auf meiner Lippe bilden sich immer wieder schmerzhafte Bläschen (Herpes).	Brokkoli, Grapefruit, Joghurt, Karotten, Kirschen, Knoblauch, Linsen, Melonen, Orangen, Paprika, Rettich, Shiitake, Spinat, Tomaten, Zitronen

Beschwerde	Hilfreiche Immun-Turbos
Ich leide häufig unter Kopfschmerzen.	Ananas, Grapefruit, Haferflocken, Knoblauch, Nüsse, Papaya, Seefisch, Weißkohl
Wunden heilen bei mir sehr langsam.	Brokkoli, Fenchel, Grapefruit, Grünkohl, Johannisbeeren, Kartoffeln, Mango, Mangold, Orangen, Papaya, Paprika, Sanddorn, Zitronen
Mein Sehvermögen ist eher schlecht, v. a. bei Dunkelheit.	Brokkoli, Fenchel, Grapefruit, Grünkohl, Huhn, Karotten, Mango, Mangold, Melonen, Nüsse, Orangen, Papaya, Paprika, Sanddorn, Seefisch, Spinat, Truthahn, Zitronen
Mein Zahnfleisch ist empfindlich und blutet oft.	Brokkoli, Fenchel, Grapefruit, Grünkohl, Johannisbeeren, Kartoffeln, Mango, Mangold, Meerrettich, Orangen, Paprika, Papaya, Sanddorn, Spinat, Zitronen
Ich bin meist sehr blass.	Brokkoli, Grapefruit, Grünkohl, Huhn, Kresse, Lamm, Mangold, Orangen, Rote Bete, Seefisch, Spinat, Truthahn, Weißkohl, Zitronen
Mein Blutdruck ist zu hoch.	Artischocken, Bohnen, Brokkoli, Fenchel, Garnelen, Grünkohl, Haferflocken, Johannisbeeren, Kartoffeln, Knoblauch, Linsen, Meerrettich, Melonen, Nüsse, Seefisch, Sellerie, Sojabohnen, Spargel, Spinat, Weintrauben, Zwiebeln
Meine Hände oder Füße sind schlecht durchblutet und fühlen sich kalt an.	Ananas, Äpfel, Brokkoli, Garnelen, Grapefruit, Grünkohl, Gurken, Huhn, Johannisbeeren, Knoblauch, Kresse, Mangold, Nüsse, Karotten, Orangen, Paprika, Seefisch, Sojabohnen, Spinat, Zitronen, Zwiebeln

Beschwerde	Hilfreiche Immun-Turbos
Ich fühle mich oft so aufgedunsen.	Ananas, Artischocken, Bananen, Bohnen, Fenchel, Grapefruit, Holunderbeeren, Johannisbeeren, Kartoffeln, Kirschen, Lauch, Linsen, Mangold, Orangen, Rettich, Sellerie, Sojabohnen, Spargel, Spinat, Trauben, Zitronen
Meine Blutfettwerte sollten niedriger sein.	Äpfel, Artischocke, Bohnen, Fenchel, Garnelen, Grapefruit, Haferflocken, Holunderbeeren, Karotten, Kartoffeln, Knoblauch, Linsen, Nüsse, Olivenöl, Orangen, Rapsöl, Rettich, Seefisch, Shiitake, Sojabohnen, Zitronen, Zwiebeln
Ich leide unter Krampfadern.	Ananas, Äpfel, unreife Bananen, Bohnen, Brokkoli, Grapefruit, Haferflocken, Johannisbeeren, Kirschen, Knoblauch, Kresse, Linsen, Mangold, Orangen, Paprika, Pflaumen, Rote Bete, Seefisch, Sojabohnen, Spinat, Zitronen, Zwiebeln
Meine Blutzuckerwerte sind zu hoch.	Artischocke, unreife Bananen, Bohnen, Garnelen, Haferflocken, Kirschen, Lammfleisch, Linsen, Nüsse, Paprika, Seefisch, Sojabohnen, Truthahn, Zwiebeln
Mir schlägt allzu vieles auf den Magen.	Ananas, Bananen, Fenchel, Garnelen, Grünkohl, Joghurt, Huhn, Karotten, Kartoffeln, Kresse, Lamm, Meerrettich, Papaya, Rote Bete, Sanddorn, Seefisch, Sojabohnen, Spargel, Spinat, Truthahn
Ich habe Probleme mit dem Stuhlgang.	Ananas, Äpfel, Artischocke, unreife Bananen, Bohnen, Brokkoli, Fenchel, Grünkohl, Gurken, Haferflocken, Holunderbeeren, Joghurt, Johannisbeeren, Karotten, Kartoffeln, Kirschen, Kresse, Lauch, Linsen, Mango, Mangold, Nüsse, Pflaumen, Rettich, Rote Bete, Sauerkraut, Sojabohnen, Spinat, Paprika, Zwiebeln

Beschwerde	Hilfreiche Immun-Turbos
Ich leide häufig unter einem Blähbauch.	Artischocke, Fenchel, Joghurt
Ich habe eine schwache Blase.	Ananas, Artischocke, Brokkoli, Joghurt, Knoblauch, Kresse, Papaya, Sellerie, Spinat, Weißkohl, Zwiebeln
Ich neige zu entzündlichen Erkrankungen der Nieren- und Harnwege.	Bananen, Brokkoli, Grapefruit, Haferflocken, Joghurt, Kartoffeln, Knoblauch, Kirschen, Kresse, Linsen, Melonen, Nüsse, Orangen, Sojabohnen, Spargel, Spinat, Zitronen
Ich habe oft Wadenkrämpfe oder Muskelkater.	Bananen, Bohnen, Brokkoli, Haferflocken, Joghurt, Kresse, Knoblauch, Linsen, Nüsse, Sojabohnen, Spinat, Weißkohl
Ich kann mich nur schwer konzentrieren.	Bananen, Brokkoli, Garnelen, Grapefruit, Johannisbeeren, Melonen, Nüsse, Oliven- und Rapsöl, Orangen, Seefisch, Zitronen
Mich erfasst manchmal eine unerklärliche innere Unruhe.	Bananen, Brokkoli, Fenchel, Garnelen, Grünkohl, Haferflocken, Huhn, Hülsenfrüchte, Joghurt, Kohl, Kresse, Lamm, Mangold, Nüsse, Pflaumen, Rettich, Sauerkraut, Seefisch, Sellerie, Shiitake, Spargel, Spinat, Truthahn
Ich fühle mich häufig müde, lustlos und abgespannt.	Artischocke, Bananen, Bohnen, Garnelen, Haferflocken, Huhn, Lamm, Linsen, Nüsse, Rote Bete, Seefisch, Sojabohnen, Spinat, Tomaten, Truthahn
Ich habe Schlafprobleme.	Bananen, Brokkoli, Joghurt, Kresse, Nüsse, Spinat, Weißkohl

Literatur

Bendel, L.:
Das große Früchte- und Gemüselexikon
(Albatros, 2002)

Biesalski, H. K., et al.:
Taschenatlas der Ernährung
(Thieme, 2004)

Carper, J.:
Nahrung ist die beste Medizin
(Ullstein, 2005)

Grimm, H.-U., und Zittlau, J.:
Vitaminschock
(Droemer Knaur, 2002)

Leitzmann, C., und Dittrich, K.:
Bioaktive Substanzen. Pflanzenpower für das Immunsystem
(Haug, 2003)

Schmidt, N., und Schmidt E.:
Leitfaden Mikronährstoffe
(Urban & Fischer, 2004)

Watzl, B., und Leitzmann, C.:
Bioaktive Substanzen in Lebensmitteln
(Hippokrates, 2005)

Adressen

DGE – Deutsche Gesellschaft für Ernährung e.V.
www.dge.de

Europäisches Institut für Lebensmittel- und Ernährungswissenschaften (EU.L.E.) e.V.
www.das-eule.de

European Food Information Centre
www.eufic.org

Word Health Organisation
www.who.int

Autorin

Anita Heßmann-Kosaris arbeitet seit vielen Jahren als Heilpraktikerin, freie Journalistin und Autorin. Sie war u. a. stellvertretende Chefredakteurin der Ärztezeitung und hat bereits mehrere erfolgreiche Ratgeber zu gesunder Ernährung und alternativen Heilmethoden veröffentlicht.

Register

Bitte besuchen Sie uns auch im Internet unter:
www.knaur-ratgeber.de

Bibliografische Information der Deutschen Nationalbibliothek
Die Deutsche Nationalbibliothek verzeichnet diese Publikation in der Deutschen Nationalbibliografie; detaillierte bibliografische Daten sind im Internet über http://dnb.d-nb.de abrufbar.

Wichtiger Hinweis
Die im Buch veröffentlichten Ratschläge wurden von Verfasserin und Verlag mit größter Sorgfalt erarbeitet und geprüft. Eine Garantie kann jedoch nicht übernommen werden. Ebenso ist eine Haftung der Verfasserin bzw. des Verlages und seiner Beauftragten für Personen-, Sach- oder Vermögensschäden ausgeschlossen.

Projektleitung:
Kathrin Gritschneder, Nadine Widl
Redaktion: Annette Barth,
Nadine Widl
Bildredaktion: Sylvie Busche (Ltg.),
Markus Röleke
Umschlagfoto: FinePic
Fotos: Stockfood/Vladimir
Shulevsky S. 4, 20
Herstellung: Dagmar Guhl
Layout: Veronika Preisler
Satz und DTP: Gaby Herbrecht

Umschlaggestaltung:
ZERO Werbeagentur, München
Reproduktion: Repro Ludwig
Druck und Bindung: Offizin
Andersen Nexö Leipzig GmbH,
Zwenkau

Printed in Germany

ISBN 978-3-426-64557-4

5 4 3 2 1